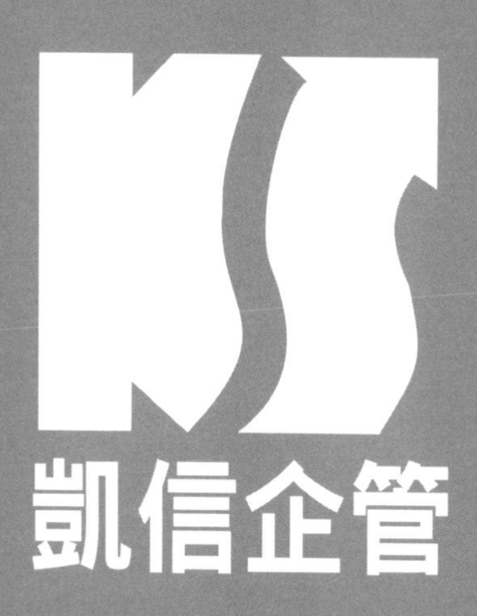


**用對的方法充實自己，**
**讓人生變得更美好！**

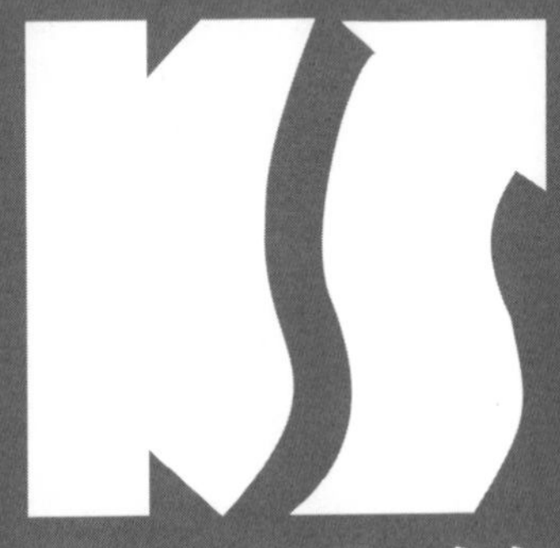

凱信企管

用對的方法充實自己，
讓人生變得更美好！

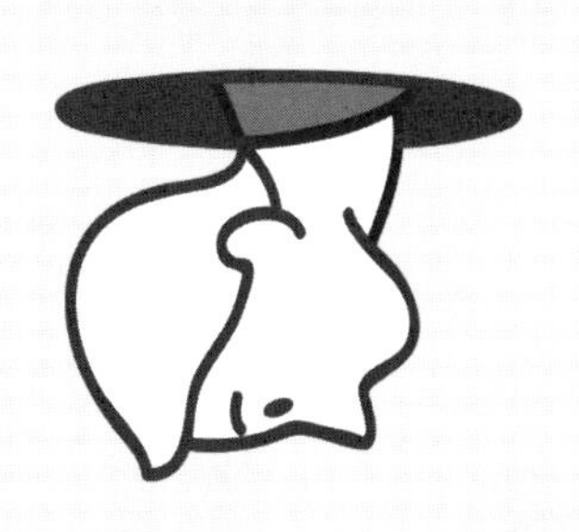

# 我是特教老師 我是ADHD

## 特教老師秦郁涵無畏標籤，翻轉過動人生路

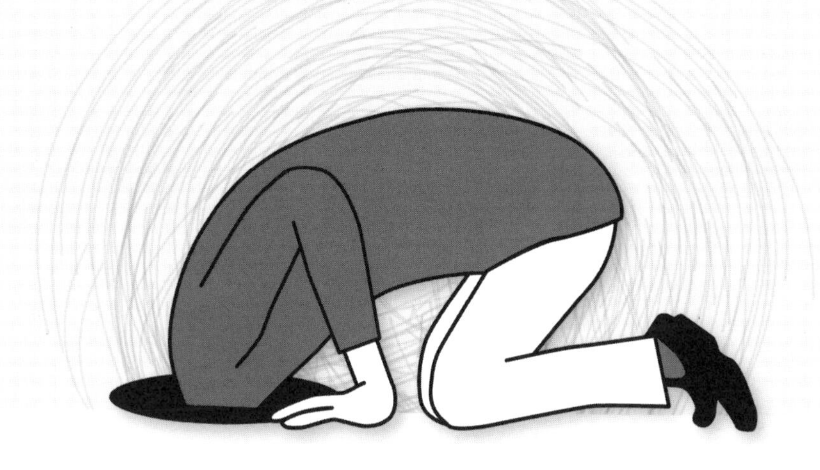

【推薦序二】

# 神秘小冊子

吳怡慧（臺北市立大學特殊教育學系助理教授）

郁涵是我的指導碩士生，當年她剛考上本校特教研究所時，因她讀二技時很關心她的冠良老師剛好也是我朋友，因此冠良老師在她一考上後便帶她來請教我是否可以「收她為徒」。我當下直覺的反應是，郁涵有注意力缺陷過動症（情緒行為障礙）和學習障礙，我的主要研究領域就是這兩個障別，或許這一切就是上帝的安排吧！因此我破例碩一開學前的暑假，就口頭答應願意當她的指導教授。

隨著開學後，課程學習的歷程慢慢開始，我發現郁涵在一些人際互動、組織能力和手寫的表現確實有困難，我也不斷嘗試觀察及認識她。但才過第一個月，有一天中午，我便收到她傳來的手機簡訊，大意是說，她認為我「不適合擔任她的指導教授」，而且她還把理由都寫在一本小冊子裡，並放在我系辦信箱，請我自己去拿……「這孩子怎麼了？發生了什麼事情嗎？我哪裡做錯了嗎？」看到簡訊的我完全一頭霧水，相當錯愕，想不起來有任何對待不當，虧我還這麼大發熱心，課堂上還暗中支持她順利參與同儕討論，希望協助她及早適應……當天課程滿堂的我，看完簡訊後著實倒抽一口氣，課程備課已經挺忙的了，我也沒空（其實也沒勇氣）去拿小冊子回來看。但是，我該怎麼回覆這孩子呢？

我內心只好先禱告並利用下課空檔回了簡訊給她，大意是告訴她，我課很忙，還沒有空去拿小冊子，並且告訴她：「謝謝妳，不論妳作了什麼決定，我都支持妳，祝福妳找到合適的指導教授，未來隨時有什麼疑問，我都仍很樂意提供協助。」然後，我繼續忐忑地上課去了。

再下課時，我又收到她的簡訊，她希望我不要去拿小冊子，她自己會把它拿去丟掉……且她還是想繼續找我當指導教授……就這樣，經過這場「心情三溫暖」，我們師徒的關係彷彿通過了一場莫名其妙的考驗，從此綻放光明。我繼續給予一些支持和訓練，一來一往，互相關注。

時至今日，我依然不知道當年那本「神秘小冊子」裡，到底記載了什麼東西……而我只知道，這位學生是我指導過的許多研究生中，最有研究精神、最優秀、也跟我最有默契的一位。事實上，因著她的需要，啟蒙了我在學術及社區服務社會責任的微光。她才是我職涯關鍵時刻的「指導教授」。祝福郁涵的分享，盼這本書也成為啟發更多家長、教師、過動學障成人的「指導教授」。

【推薦序二】

## 生命的課題

陳偉仁（心又新關懷協會創會理事長）

孩子是父母親永遠的牽掛。做父母親的，縱然敢說，他們已經百分百為孩子做了一切他們能夠做的，但相信沒有任何父母親敢說，他們能根據孩子的需要與問題，已經做了所有應該要做的；因為，父母親都知道孩子的需要與問題，特別是孩子身心的議題，不是父母親能完全了解與掌握的。父母親也都知道，這世代有身心問題的孩子是越來越多，過動症（ADHD）就是很明顯的例證，要提早確認孩子有這問題已經很困難，進而還懂得如何去幫助孩子，並在過程有耐心與有智慧來陪伴孩子，這其中的艱辛，沒有經歷孩子有「特殊」問題的父母親是很難感同身受的。

這本有關ADHD的書，非常特別，它不是談理論，也不是老師的心得整理，更不是案例的研討，而是「過來人」的現身說法與引導；閱讀這本書，讀者可以在作者的生命故事與很實務的教導裡，不僅明白ADHD，也能實際學習要如何幫助ADHD的孩子。而且，讀者還能進一步發現，越來越多ADHD的孩子，似乎也在提醒，這世代的父母親都要自我省察，是否我們給孩子的物質遠多於給孩子的愛；是否我們只看重孩子的成績與才能，卻不看重孩子內心的聲音；是否我們在意的是大人的想法，而不是孩子們的需要；是否我們很留意親朋好友的回應，卻常常忽略孩子的反應。

ADHD的問題，不會只是孩子「身心障礙」的問題，更重要的，其實是父母親生命的功課，也是這世代所有的大人都要問自己：我們給孩子什麼樣的價值觀？

【推薦序三】

# 相信自己

張溯皋（長庚科技大學幼保系兼任講師&職能治療師）

我和郁涵大概是十年前認識的，一開始只覺得班上有個這麼不怕生、這麼快就活絡起來的學生真好，我不必一個人在臺上唱獨角戲。郁涵上課時反應速度快、領悟力強，不論是個人或團體報告都簡潔俐落，要不是她跟我提起五專時曾情緒失控的在公眾場合打頭，我真的會被隱瞞過去，以為她從小就是這麼優秀的孩子。

記得當年下課後，郁涵都會陪我去等校車。短短大概只有五分鐘的路程，她總是蹦蹦跳跳、興奮又熱情的講個不停，我很珍惜也很享受這樣的陪伴，至今念念不忘。可能因為我平常就是帶特殊的孩子，也可能因為我自己也動作笨拙，那時的我，對郁涵感覺處理障礙並沒有太大的警覺，並不知道她的日常生活其實是很不容易的。直到郁涵填寫「詳細到不可思議」的感覺史量表，以及她特定約了一個中午來討論，我才驚醒這孩子真的很不尋常，我不知道她有著這麼多的困難，我才開始去想，這樣的一個孩子，究竟是如何長大的。郁涵畢業後，我們失去聯絡，輾轉知道她念完研究所，還計畫出國工作。

大約是去年一月，我開始關注學障學會的討論社群，群組裏有一個成員會分享她的成長過程，我一看就覺得的應該是郁涵，所以我們才又重新連絡上。

這次見面，我們才有比較密集的聯絡和討論，我也才知道這孩子長大的過程的確非常辛苦，讓我心疼不已。但郁涵不因自己的辛苦而自怨自艾，她依然積極的分享她的經驗，依然不斷的嘗試新的方法去加強自己，坦然的跟家長們分享她一路走來的跌跌撞撞，只希望能幫助大家理解那些像她一樣的孩子。

其實，我自己也有一些相較輕微很多的障礙，但我從來沒有想過要不斷加強自己的能力，我不懂為什麼郁涵要如此在意、如此努力，郁涵也不懂為什麼我可以不在乎，我們甚至爭論到，這是不是所謂的亞斯特質。但，我想郁涵如果不是這麼的堅持、這麼努力，當初我就不會遇見她。她如果沒有一直大聲呼喊爭取她的權益，她根本無法在現今依然缺乏彈性的教育體系中存活。

當郁涵告訴我她即將出這本書，我為她感到驕傲。孩子，要持續相信自己啊！當妳有疑惑時，我知道妳有信仰，妳的信仰會帶領妳找到出路。當然，如果有需要，我也會在這兒，等妳跟我分享妳的喜怒哀樂。

【推薦序四】

# 開一扇窗

**黃瑞佳**（臺灣 ADHD（注意力不足過動症）交流園地臉書社團創辦人）

身為臺灣最大的 ADHD 臉書社群創辦人，我聽過很多家長的心聲，但始終不了解 ADHD 孩子自己的心聲。關於 ADHD 相關的書藉，我一路走來真的看過不少。有醫師寫的，有心理師寫的，有家長寫的。這些內容如果不是偏學術性很抽象，就是很天馬行空。到底孩子主觀的感受為何？我們家長只能憑空想像。家長不容易理解注意力不集中是什麼感覺，為什麼孩子就是坐在桌子前老半天，功課就是寫沒幾個字。為什麼簡單的事就是不做？處罰也好，獎賞也好，都沒辦法徹底解決？為什麼專家說，他們不是故意的，但為什麼有時卻可以做得到？

聽到郁涵要出書，我很高興，也很好奇她能寫出什麼不一樣的視角。市面上 ADHD 的書那麼多，為什麼要多這一本？我知道她這些年很用心去探索自己，找出自己的障礙在哪裡，一遇到專家，她就不斷提問題出來討論。同時也看到她執著在不是產季時堅持要買西瓜，練習切西瓜，為的就是執行職能治療師交待的功課。這麼特別的人，我很迫不急待的要去看她如何敘說自己的故事。

在郁涵的書中，我似乎也看到我孩子的影子——

為什麼一個漂亮活潑的小公主，原來應該人見人愛，卻變成了小麻煩？

明明寫字很慢的小女生，難道一直被罰寫，就會愈寫愈好？

為了保護自己，生存必須說謊，即使很容易被拆穿，還是不得不做？

即使在很多地方被否定，還是可以在電腦世界、籃球運動方面嶄露光芒。

成績墊底的人突然考好，為什麼要被懷疑？

在她暗黑的叛逆青少年時期，幸好遇見一位好老師，而讓她的生命露出曙光。

在不斷挫折中，她發現自己的挫折原來是ADHD造成，又如何讓人生峰迴路轉？

當她立定志向當一個助人者，考上特教研究所。又如何了解克服自己的學習障礙而完成學業。

這本書，我看到一個從 ADHD 大女孩，以她的視角告訴我們什麼是 ADHD。

在這本書我們可以看到：

1. 從成人 ADHD 眼光看「障礙困難」是如何呈現。
2. 改變的契機到底在哪裡？
3. 診斷醫療過程與自我探索。
4. ADHD 的自我接納。
5. 給 ADHD 父母管教上的建議。

這裡每一段文字都是一個成人 ADHD 用生命寫下的記錄。如果不是如此用心的面對自己、接納自己、改變自己，不會有如此深刻的描述。這不是一個童話，公主從此就過著幸福的日子，因為這條面對自己 ADHD 的路，並不會就這樣就停止。而且文中的內容，是如此貼近我們的生活，在臺灣當前環境，ADHD 孩子可能遇到的問題，一一呈現，這不是國外翻譯書可以做得到的。

我誠懇的把這本書推薦給所有ADHD的家長。它可以讓你更理解你的孩子，不是教條式、口號式的文字；我也推薦給還在掙扎的成人ADHD，書上有很多策略跟有效方法可以幫助解決ADHD的困境。

謝謝郁涵，一個奮鬥許久的ADHD大女生，幫我們家長開一扇窗，更看清ADHD。

【推薦序五】

# 用生命活出過動的美好

趙國玉（長庚科技大學護理系副教授）

期待已久，郁涵老師終於要出書了。善良的她，與從小到大波濤洶湧的過動人生，交織出燦爛又美好的經驗，讓人可以理解並欣喜於這樣獨特的生命狀態。在兒童心智照護的部分，因著科技與網路搜尋進步，家長們對於兒童心智診斷的知識，了解的程度有可能比專家還多，但讓家長最困擾的，反而是孩子診斷與共病症交互作用而產生的行為。還記得一位過動症合併亞斯伯格症的六歲孩子，在地下室的教室裡，一直把電燈的開關關掉。老師越阻止，他關得越起勁。他的母親對過動症的症狀非常的清楚，完全可以理解，但還是無能為力。家長分享的過程，即使充滿了友善的氛圍，總是只能從頭到尾掉眼淚。因著 ADHD 讓每個孩子變得更獨特，但也總讓家長找不到合適的處遇方法，甚至求助無門。

這本書深刻的症狀與行為描述，尤其是第三章，郁涵老師融合了自己在特殊教育、護理與幼保的專業知識。整理注意力不足、過動與衝動不同症狀，寫出一條條告訴師長可以怎麼做的重要方法，這些方法不但符合兒童的認知發展，更因為是以行為症狀來分類，使共病症的應用推廣範圍更為強大。舉例來說，ADHD 的孩子，總是可以對很多的事情很感興趣，但三分鐘熱度又沒了；甚至因症狀而使活動或課業無法堅持下去，郁涵老師建議：需要的不是更多的訓練策略，而是如何讓孩子去「享受」學習才是最重要的。是啊，這也是本書最核心的關鍵，郁涵老師總是以孩子為中心，給予全人發展的重要指引。本書是孩子、朋友、家長與老師珍貴的參考。相信您看了，也會跟我一樣猛點頭表示認同，並再心中大喊：「Yes!」。

【推薦序六】

## 最寶貴的參考書

趙文崇（埔里基督教醫院前院長兒童神經專科醫師）

學習障礙是一廣被認知的神經發展性障礙，影響個案一輩子。孩子在學期間的學業學習表現，進入職場後可影響就業及社交行為。要了解這障礙本質最好的方法是閱讀學障生的自傳，對學障生在整個生命期間，歷經的困難經驗有更深層並廣泛的理解。可以細細描述自己成長歷程的學障生很少。這是一本家有學障生的父母及從事學障特殊教育的專業人員應該細讀體會的書。

【推薦序七】

# 用生命做見證

劉鴻徽（夏凱納生活診所兒童心智專科醫師）

每個 ADHD 孩子在成長的過程都有很多的不容易，無論在各種學業與生活的學習、同儕關係、親子關係、師生關係，乃至於要面對自己每一天大小事情的挑戰，或接納自己的軟弱與缺點，每一個關卡都要比一般人付出更多的努力，承擔內在外在更多的壓力。

這本書可讀性很高，作者以幽默的眼光，揭露自我許多成長的歷程，展現自己的勇氣與毅力。對於家長與每個 ADHD 孩子用高度同理與關懷的語氣，注入心靈的力量，也有許多具體的建議。因著她信仰的力量，用生命見證自己在困難挑戰中仍抱持無比的盼望，無論在過去服務助人的歷程，或從閱讀及各種友誼交流汲取的寶貴心得，都有十分值得參考的價值。

【自序】

# 障礙，也可以成為一種祝福

耶穌走路的時候，看見一個生下來就瞎眼的人……

他的門徒問他：「拉比，這個人生下來就瞎眼，是誰犯了罪？是他呢，還是他的父母呢？」

耶穌回答：「**不是他犯了罪，也不是他的父母犯了罪，而是要在他身上彰顯神的作為**」。說了這話後，就吐唾沫在地上，用唾沫和了一點泥，把泥抹在瞎子的眼睛上並對他說：「你去西羅亞池洗一洗吧。」

於是他就去了，洗完了，走的時候，就看見了。

～取自《聖經》約翰福音 9 章 1-7 節～

以前，我常想：「為什麼是我？」我超不想當 ADHD（過動兒）的！動不動就做錯，動不動就被罵，我明明是那麼努力，但是我就是不行。聽到過動兒，我全身的刺也跟著立起來了，哪怕是在協會聽到，也是一樣的反應，即使不是在說我。

所有障礙裡，就過動兒最不好，別的障礙至少都看得到，人家還會同理，不像過動兒，沒人懂、沒人理解，也沒人協助，教育把我們當球，反正我們就是討人厭。

但現在回頭看，我發現，若不是一路體悟良多，我對許多事，不可能看得那麼透澈；沒有自己掙扎及不斷嘗試，我也沒辦法和別人分享過動兒的感覺，更沒辦法分享我所使用過的方式，過去的苦難，在這兩三年，忽然都變成我的智慧及別人的祝福。痛苦之餘，也不知道是不是需要更多的感恩。

我專四才發現自己有過動，在學校遇到好幾個朋友，也都是後來才發現自己有過動症的人。與他們接觸時，他們都才剛診斷確認，沒想到，我的經驗竟成了他們最好的協助及陪伴。

二技時，發現自己有非語文學障，在當時，非語文學障是一個很新的知識，在國內很少人知道；國外的知識也才成形十年左右，還不普及，可是正是開始被高度關注的一個學障類別。國內的老師們，開始試圖了解這一群孩子，結果，我的自身體驗及自我分析，配合上現有的知識，又成為一個很好的自我研究題材。

在我讀研究所剛踏入特教這領域之初，參加了一個特教研習會，研習講師得知我的狀況後，便跟我說：「妳唸特教很好，相信以後，妳會因著自身的經驗，開創出與眾不同、屬於妳自己的東西，然後可以幫助到許多的孩子們。」

曾經，我很抱怨，為什麼身上總是充斥著各種小問題，覺得生活好累、好累喔！萬萬沒想到，如今**「障礙」，竟也可以成為一種祝福！**

〈給家長〉

當得知您的孩子是特殊兒的時候，您是不是也曾有這樣的疑問：「為什麼？為什麼我的孩子是這樣？是我們做錯了什麼？還是哪輩子造了孽？」

有多少次在別人的誤會裡，責怪孩子會這樣，都是家長不會教，太寵孩子了；有多少次別人的言語及眼光，總是狠狠的刺痛我們，甚至這個人可能就是您身邊的親人；可能是說風涼話的親戚，還沒接受的先生，甚至可能就是你自己……久而久之，我們也不自覺地成了二等公民，不論走到哪裡，頭都不敢抬起來，怕接觸看到輕蔑、懷疑的眼神。

因著孩子的不完全，讓身心障礙的家長背負了很大的社會壓力，不管是責備或同情；對我們特殊兒而言，又是何等的痛！耶穌對這件事的看法，竟然是**「不是孩子犯罪，也不是父母犯罪，而是要在這個孩子身上彰顯神的作為」，我們這些有缺陷的孩子，**不再是罪或債的產物，而是神所要使用的器皿。**

聖經有段話提到：「我們要能看見苦難背後，那化妝的祝福」，也許身為身障兒的家長很痛苦；但做為一個隱性障礙者的家長更痛苦。因為孩子的障礙，表面上別人都看不到，所以惹來的誤解更多，時常是啞吧吃黃蓮呀！世界許多人都在誤解我們，但耶穌卻不這麼想，**我們一起來記住不同的觀點，跳脫自卑及罪惡，因為不是任何人犯錯，而是神要在缺陷的人身上，彰顯祂的大能及作為。**

〈給過動症的你〉

面對自己是ADHD、ADD（注意力缺失症）或學習障礙，是不是讓你感到自卑？「為什麼只有我被社會拋棄？為什麼我總是出錯連連？恨，好恨啊！也想要被稱讚，想要有朋友，想要讀書，想要有好成績，也想成為父母、老師的乖寶寶……為什麼我永遠做不到？我一定天生爛透了！我的腦袋，一定是壞掉了！」想生氣，但又不知道對誰生氣？

怕同學知道自己是過動兒、怕同學會笑，不敢在同學前面吃藥、怕會被當笨蛋……好多的害怕！別擔心，不是只有你這樣，大多數的ADHD孩子都有這樣的心情。但要記得：「這不是你的錯，是過動兒也不是你願意，你天生就長這樣。你有很多只有你才有的優勢，**你有智慧**、**善良**、**純真**、**有創意**，只是你在自己的弱點上，需要費點力；你要學會怎麼專心、怎麼控制自己、怎麼交朋友、怎麼做事……當你學會了以後，你會發現，自己比其他人還棒！」

這本書送給有ADHD、ADD、身心障礙的孩子以及他們的家庭，希望書裡的內容，可以對你們的生命有幫助和鼓勵；更希望可以成為ADHD孩子的發聲器，幫助大家理解ADHD的想法、困難、感受，也幫助無助的家長們，找到一條教養之路。

開始想寫這本書，起因於一場在臺中演講，內容是分享有關我ADHD一路的成長過程。當天演講結束後，就有家長一直鼓勵我將這些點滴能夠整理成書，幫助更多需要的家庭。但多年來，始終無法動筆。直至五年後的某一天，靈光乍現，開始提筆完成它；也因緣際會的，這本書今天順勢出版。

我想藉由這本書感謝每個幫助我的人——我的父母、醫生、同學、所有的朋友，特別是我的ADHD朋友們，因著相知相惜，我們常常彼此鼓勵、互相傾吐；感謝過去教過我的每個老師，特別是復興國中的李曉菁老師、長庚科大蕭冰如老師、趙國玉老師、林冠良老師、張溯皋老師、徐麗明老師，曾在西區工作的沈易達老師；另外，還要謝謝幫助過我的教授們——前臺北市立教育大學楊坤堂教授、臺北市立教育大學吳怡慧教授、新竹教育大學孟瑛如教授，還有赤子心的前祕書長蔡美馨及赤子心的孩子們和家長們；最後我要感謝愛我的天父——上帝，並將一切的榮耀及感恩歸於祂。

秦郁涵

目錄

## 第二章

第三章

## ADHD 行為特質 114



第四章

## 人際情緒議題 198

結語

第一章

# 我不知道我是 ADHD：ADHD 未確診前的崎嶇成長過程

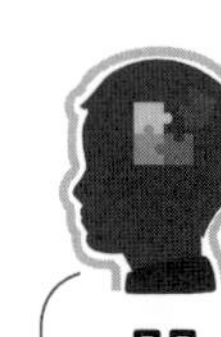

## 開心不知愁的學前時光

從小我就特別好動，也特別愛說話，我的堂哥、表姐都嫌我煩，親戚也怕我去他們家會砸壞東西，因此，我在家族中一直是不受歡迎的人物。

小時候，我長得很可愛，媽媽都會把我打扮得漂漂亮亮，像個小公主似的，所以喜歡我的小朋友也不少。上了幼兒園，由於我經常會離開位子、離開教室，到操場閒晃，或到別班「旁聽」，加上本來樂天、活潑的個性，那時候我還結交了不少好朋友呢！當時的人際狀況，根本想像不到在未來，我的人際關係竟會一路受挫、失敗。

### 活潑？過動？

身為長女，爸爸對我特別有期待！年僅四歲，就讓我學了許多才藝，包括英文、跳舞、繪畫、電子琴等等。可惜我慧根不高，所有的學習都流於玩票性質，但爸爸還是繼續不斷地在我身上投資。在當中，我印象最深刻的是上英文班；我在班上非常活躍。

我的英文補習班是有分級的，每級結束就會有個表演會，像是成果驗收那樣的。我記得在我第一級升上第二級的表演會中，我是演出最多節目的小朋友了，每個節目我都有參與。當時爸爸拍攝的演出錄影帶，到現在還保存在家裡。影片裡可以看到我只有在表演的時候，乖乖的留在臺上；表演一結束，只要老師沒有注意，我便在臺下忙東忙西、竄來竄去，到處找小朋友聊天，每次中間換場時，都會聽見老師高呼：「Jean, come here.」（Jean，快過來。）不知道坐在後面錄影的爸爸，看著這一幕是什麼感覺！？我只記得表演會結束，爸爸是笑著牽著我的手離開的。

我在這間英文補習班，只上了不到兩年的課，可是直到我國三，補習班的櫃檯阿姨都還記得我，即使我早已不認得她們了，但每回經過補習班門口，櫃檯阿姨總是親切的叫著我的英文名字，可見當時我給她們留下多深刻的印象。

＊

小學三年級以前，我學習的才藝相當多，除了四歲時的英文、舞蹈、電子琴、畫畫，我又學了心算、書法、電腦……但所有的才藝，我沒有一樣學得好，除了電腦還可以，作文也算有點程度之外，其他項目甚至都不如沒學過的孩子們，例如：畫畫。我現在的繪畫水平，被幼兒園老師認定大概只有大班孩子的程度。這不是我不用心，是當時爸爸不知道我在這方面根本沒有天分。

隨著我在學校的學習狀況愈來愈差，爸爸也不得不把我的才藝一個一個減少。升至小六時，就只剩電腦和作文這兩項才藝了。

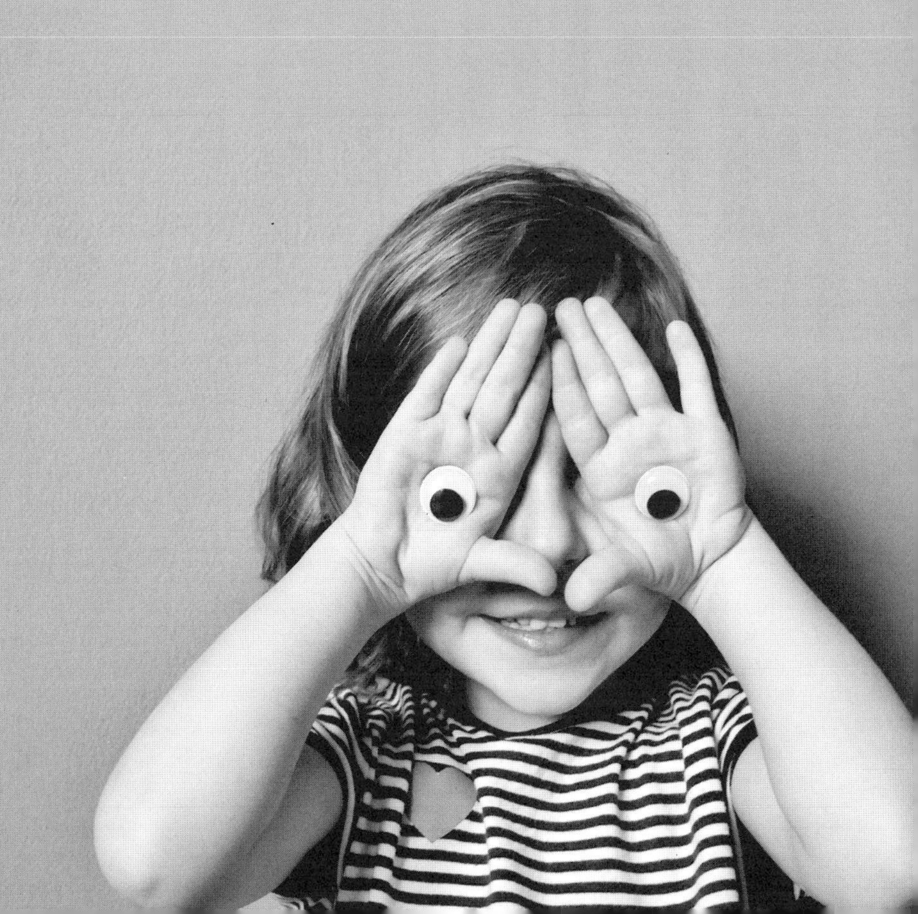

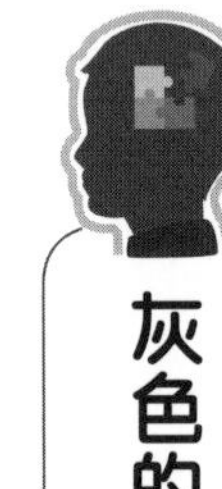

# 灰色的小學階段

從小一開始，我就是個問題學生。因為寫字慢的緣故，經常被老師罰放學後留下來，補寫早自習的作業。有時候，還是因為家人發現，都已經放學很久了，小孩怎麼還沒回到家？到學校找我，才發現我被罰跪在講臺補寫早自習。聯絡本上被老師寫作業未完成的記錄，不計其數。

## 遭霸凌的開始

講到學業成績的表現，我也是敬陪末坐，學期末的時候，總是拿著「五隻鴨子」（五育科目全部乙等）的成績單回家；評語更幾乎沒有一句是正向的。

升上三年級，我遇到一位比較嚴格的老師，動不動就罰我抄課文，有時還不只罰抄一遍，想當然，以我寫字慢的速度，肯定是完成不了的。同時，我也經常被要求訂正習作，可是說真的，會寫錯就是因為不會寫，又怎麼可能自行訂正？因此，我又經常被留校了。

整體來說，我的學科成績並不理想，尤其數學特差，總是拿不到七十分；國語好一點，造詞、造句是我的強項，但國字、注音，錯誤率特別高。

術科成績也沒有一樣是好的。我特別不擅常音樂、美術，所以經常拿大餅（丙等）。

我的人際關係也很糟糕，從小學三年級開始，便開始受到欺侮。（後來才知道，原來這就叫做「霸凌」。）

由於我不擅長整理東西，以致學校的座位、我的書包，經常都非常的髒亂；也讓同學們誤以為是我不愛乾淨。有時老師看不過去了，還會直接在同學面前說我是髒鬼，甚至推翻我的書桌，叫我要請爸爸拿垃圾袋來將抽屜的東西都收回家……這些嘲弄，常引得全班一陣哄堂大笑。

這些點點滴滴，都讓我的心靈相當受傷！於是，為了要平衡自己、滿足慾望，我開始偷家裡的零錢；為了避開那些痛苦的作業，我開始說謊，故意少抄作業、不帶聯絡簿回家，最後乾脆就把聯絡簿撕了，或謊稱弄丟了……但時間久了，也很容易被拆穿，然後引來更大的責罰。

## 從冰山裡伸出的一雙溫暖小手

高年級，重新分班，我幸運的遇到一位剛畢業的新老師。老師本身很用心，但經驗不足，加上班上的牛鬼蛇神相當難管理，包括：一個被保護管束的情障生，一個智障生，以及一群不學好的男生……所以，儘管新老師對我很尊重，但卻阻攔不了班上同學對我的排斥及欺凌，明知道我可能遇到狀況，卻一點忙也幫不上。

我的不愛乾淨、衣衫不整，以及肢體的不協調，使得被欺負的狀況更加惡化，嚴重到我儼然成為全班公敵，即使有優點，也會被刻意忽略，例如：因為我動作的不協調及走路不穩，即便我跑得很快，也完全被拒於運動會選手名單之外，更別提有人想要接近我、跟我說話了，那可能就得承擔被全班孤立的風險。

因著全班的霸凌，我的個性驟然改變，從非常活潑，變得沉默及低落。所幸班上還是存在有善良的人，有幾個女生因不敢明著幫我，便在私底下想辦法要改善我在班上的處境。其中有一個女生最讓我感動，她不是頂尖生，卻耐性的教我練字；放學一起走回家的路上，教我怎麼整理東西和穿戴整齊，並要求我的整潔；甚至她還想出了「行為增強法」，只要我在她的要求裡達標，她就給我零用金當獎勵，還充當我的銀行幫我存款，算利息給我……雖然在班上她只能跟我保持距離，因為她也不想被班級孤立，但只要她發現我又被哪個男生欺負了，她一定會想辦法讓那個人難堪，幫我報仇。這些種種，即使無法改善我在班上的處境，可是卻如同雪中送炭般的讓我感到溫暖！在當時，我好珍惜好珍惜～～

## 小學六年級，嶄露的小小光芒

在小學階段，我幾乎沒有什麼可以拿來炫耀的事，成績低落、人際關係不好，在老師眼中是問題學生，在父母眼中是不受教的孩子，同學眼裡更是不敢碰的人。

如果真要說有什麼可誇的，除了在三年級的一次段考中，考了一個十二名，讓人驚奇之外，就屬高年級的時候，我被學校電腦教室的主任，指名做電腦班的助教小老師。這可是在全校上千位的學生當中，少數幾位的學生才能有這樣的身分啊！

在我小學二年級的時候，當時我爸爸認為電腦是下個世代的趨勢，所以讓我開始學電腦。那時學校的電腦課，屬於課後才藝班，是要額外付費學習的，我這一學就是四年。

我是家中最早開始接觸電腦的人。我學習比別人慢，每門課最少都要重複補習兩次以上，但在長期的學習下，我也出現了一定的能力，因此在小學六年級時，獲選為電腦教室的助教。平日早自習，就在輔導室協助打資料；午休時間，就到電腦教室做管理員；假日也在電腦班協同教學。有一次電腦班的學員中還包括了校長，後來校長只要在學校看到我，都稱我為小老師，甚至是我離開了助教的職位後，校長還這樣稱呼我，他說：「一日為師，終身為父啊！」校長的態度和謙卑，讓我有非常深刻的體驗。

雖然，以前學的是 DOS 系列軟體，現在我一樣也不記得了，但是與電腦結下的

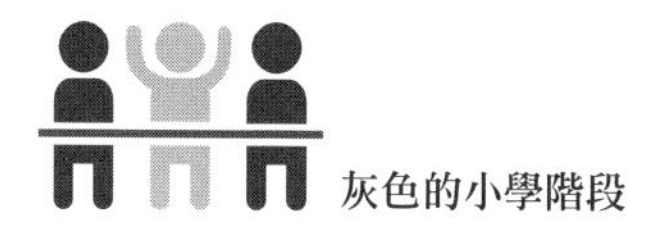


不解之緣，至今仍深深的影響我的學習與生活；一直到現在，我和電腦都像好朋友一般。

就這樣，在一路都不愉快的情況下，我從小學畢業了。

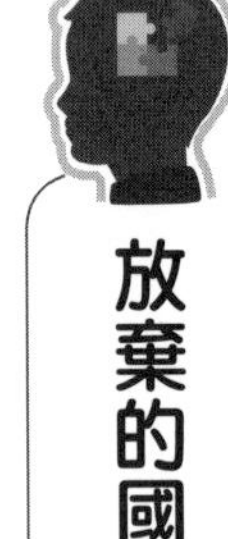

## 放棄的國中生涯

上了國中，雖然我的人際關係依然不佳，甚至嘲笑和霸凌的情況也愈來愈嚴重，從班上向外擴及至校園裡，但是我決定不再畏懼，我要勇敢面對，畢竟在這方面，我已經是個充滿經驗、能夠處變不驚的老手了。

### 愈來愈坐不住的尖屁股

國一入學沒多久，我就在班上造成轟動。

上體育課的時候，我趁著大家休息的時間，一溜煙的，就爬到了 180 公分高的單槓上面坐著。對於身高只有 150 公分的我，連跳起來，都還摸不到的單槓，我就這麼坐在上面，自然引起同學們的騷動。班上的女生見狀，趕緊去跟老師說：「郁涵下不來了……」老師急忙趕來看，並叫我快點下來。或許也是因為如此，老師發現了我和

一般孩子不一樣，因此，從那次之後，老師就特別關心我，甚至要我做她的科任小老師。

說真的，國一的導師對我非常好，雖然我不曉得她有沒有懷疑過我是過動兒，但那時候，我常常坐不住，於是她經常給我走動的機會，例如：會在上課時間叫我到她辦公室幫她拿東西……

儘管在班上的人緣很差，但卻不阻礙我在體育方面的表現，同學們也很願意給我這個舞臺，於是，我開始成為接力賽的主要選手；甚至，後來同學們還給我參與個人賽的選手權。當自己是班級派出來的代表時，所得到的關注是非常不同的，每一個人會在運動會當天，把你當成寶貝般的來珍惜。

除了人際關係不好，上學「遲到」也是我令老師們非常頭痛的原因之一。「遲到」這個習慣是從小就有的；從上小學起，我上學就沒有準時過，即使國中天天遲到，天天被體罰，也無法改掉這個壞習慣。（這個壞習慣一路跟著我到二技，直到上研究所，才有所改善。）

但也在這個時期，我發現我寫字速度的情況好像有點不一樣了，即使考試遲到，寫考卷的速度卻快起來了，總是來得及寫完考卷，還能對答案。於是，成績也開始有所不同，第一次段考我考了十八名，還引來一個成績相近同學的嫉妒，甚至污蔑我作弊！我委屈到了極點。還好老師選擇相信我，但也因此提醒我，我剛好坐在最後一排，考試時不要太好動，才不會引起不必要的懷疑。

另外，國文老師對我也很寬容，在知道我的狀況後，總會給我較多的彈性，例如：寫作文時，我要不就文思泉湧，寫得行雲流水；要不就腸枯思竭，一個字都寫不出來……每當這個時候，國文老師都會特赦我，讓我隔天再交，而且一句責備的話也沒有；甚至，她還給了我參加校內朗讀比賽的機會，雖然我自覺表現不夠好，但總算是老師開始對我肯定了。

整體來說，我國中的學業成績，大都在十名到二十五名間浮動，但其實我努力的程度都差不多，也不曉得為什麼會有這樣大的差異？（這似乎就是 ADHD 的特質之一。）在所有學科裡，我最拿手的科目是歷史，幾乎都能拿到最高分；數學程度普通，但比小學時好；英文最差；國文成績則最不穩定，時好時壞。

## 變本加厲的國三叛逆期

國二開始，我對學習的興趣愈來愈低，終於出現部分拒學的狀況了。上課的時候，我總是發呆！為了展現自主權，甚至拒寫習作；地理習作就是第一個被犧牲的。整個學期，我只在習作上留下了大名，其餘全部空白。至於為什麼是地理這一科？其實我自己也不明白。

另外，也因為不擅長術科，於是我開始在術科課上發難，特別是在工藝、家政、美術這三門課上。上課時，大家都在做成品，而我不是在發呆，就是惡作劇。惡作劇之最：在縫紉課，就把針插在自己的手掌上到處嚇女同學；在工藝課，老師規定的成品都不做，只做一個簡單的彈弓，四處射人……任課導師對於我的舉動，無奈之餘，只好睜一隻眼，閉一隻眼。

進入了國三，學習的狀況愈來愈糟，我終於再也不學習了。每天我都背空書包上學，抽屜也是空的。唯一擁有的東西，就是籃球，除了籃球，什麼都沒有。每當下課鐘聲響起，老師還在滔滔不絕的講課，我已經不管三七二十一，抱著籃球往球場衝去；上課鐘聲響了，我還是繼續打球；中午也同樣溜去球場打球……是的，我就是這麼我行我素。

如果有什麼時候書包不是空的，那一定是放滿了漫畫、電動及隨身聽。國三前，老師抽查書包是從來不檢查我的，因為老師覺得我特別單純，覺得我不太可能看什麼小說、漫畫這類東西，更不可能擁有違禁品，所以檢查總是跳過我的書包。但來到國三後，我學習的態度嚴重偏差，要嘛就是在上課打電動、看小說、看漫畫、聽隨身聽……不然，就人根本不在位子上；甚至，我開始不穿制服，又理著比男生還短的頭髮，一副就是要跟學校體制宣戰的模樣。

不但如此，我變本加厲開始挑戰校規。本來就不愛吃飯的我，刻意地自行離校，外出購買午餐。因為學校是類似無圍牆校園，所以門禁管理並不嚴。有時心血來潮，我腳踏車一牽，就離開學校；或者直接走出去買午飯，過了午休時間才回校。甚至，我還挑戰距離訓導主任身後十公尺，他前腳一離開，我後腳立即跟著出校門。此外，我固定蹺美術課及音樂課，多數時間都是留在教室發呆，或是走到學校對面的縣立圖書館看書；對於課後的校定輔導課，也是想上就上，不想上就離開，完全無視學習、上課、老師及校規。

這樣極端脫序的行為，讓老師們相當頭痛！特別是從國一就開始教我的老師們，

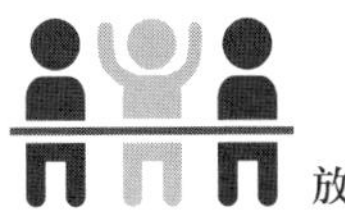


有些老師仍用平常的方式教導我；有的老師所幸眼不見為淨；有的老師試著管束我或嚴格限制我；有的老師直接就貼我標籤……

我記得在當時有一位歷史代課老師，因為第一次小考，我沒有讀書，考了一個二十分，她要求不及格的人要補考，我考及格了。第二次小考，我有記得要讀書了，考了高分，結果這位代課老師，竟然沒有給我分數……原來是因為「老師懷疑我作弊」！我忍住了這個委屈。但接下來一連串的小考仍發生同樣的狀況，即使我在期中考考了班上最高分，代課老師對我的態度仍然沒有改變！我再也忍不住了，委屈的情緒一股腦的爆發，我放話要這個老師「死」，班上的同學聽到都嚇傻了，把我盯得緊緊的，怕我真幹出什麼絕事兒。沒錯，那時候的我非常衝動，幾乎完全不能控制自己。還好後來是雷聲大，雨點小，我只是把那位代課老師的白衣服「不小心」給弄髒了。

## 暗黑中的一線曙光

在那段叛逆時期裡，影響我最深的是國二下學期開始教我們理化的老師；她是一位剛從學校畢業的老師。一開始她只是靜靜的觀察我，然後慢慢地想辦法在我身上能夠做一些有用的事……在我三年級最沒有學習意願的時候，也是班上學習氣氛最糟的那一年，理化老師的一個強硬措施，是扭轉我未來發展的重要關鍵。

有一回，全班無視已經上課了，仍然打著電玩……理化老師突然嚴肅地說，限時一分鐘，要大家把電動玩具全部收起來，否則她就要沒收！全班很乖的立刻都收起來了，只有我，因為正玩在緊要關頭上，不願意收手……於是，我的電動就被沒收了。

被沒收的當下，我非常不開心，一心只覺得老師為什麼找我麻煩？壓根沒想到這是自己的問題。老師說電動會交給班導師，要我自己去找導師拿回來。但我左等右等，導師卻完全沒有約談我這件事，好像沒事發生一樣。我忍不住自己去問了導師，到底怎麼了？導師才說，因為模擬考將近，她怕影響我的心情；同時也提出要我用模擬考 550 分（滿分 700 分）的成績來換回電動。那一回，我果真達標，成功的將電動拿回來了。

後來在上理化課時，全班因老師上回的肅清行動，已經沒人敢在理化課上亂來，每一個人都乖乖的上課，只有我一個人不知好歹的仍戴著耳機，聽著音樂，想當然爾，我的隨身聽又被沒收了。

二度被沒收東西，我整個人不服氣到極點，我心想：「又找我麻煩！」下課時，我生氣地在樓梯間踢罐子洩憤、到處跟同學抱怨老師（當時的我，真是一點自覺性及反省力也沒有）……基本上，這位理化老師是一位很有主見、很強勢的女老師，上完了當天的理化課就找我約談，問我想不想拿回隨身聽？我直接回她說：「給我。」她要求我和她協議，以後上理化課不准做不該做的事（包括：打電動、看漫畫、聽音樂等等），否則沒收後不予歸還。情急之外，為了能拿回隨身聽，不管三七二十一，我當場就同意了協議，順利地拿回了隨身聽。

後來想想，之所以會當場就屈服，其實應該是沒有意識到，自己答應了協議後，會有什麼損失（這也是過動兒做事都只顧眼前，沒有想後果的特質）。總之，在那個叛逆的最顛峰時期，不論老師們使出什麼樣的反制動作，對我已經完全起不了作用。即使有些老師會採取體罰，我也已經是被打到天不怕、地不怕的了，因為比起以往在家裡的罰則、同學的欺凌，老師的處罰……完全就是小兒科。

＊

就著樣混沌的過了好一段日子……突然間，我意識到自己已經國三了，即將面臨聯考了，而且我還是末代聯考生呢！看到同學們開始討論未來的升學方向，我問自己：「那我呢？」無意間，聽到一個朋友想考護專，是一間還不錯的護校，沒有人生方向的我，便決心追隨朋友一起報考護專；我人生的第一個重要轉捩點，也就在這麼草率的情況下決定了。

因為我是報考推徵的方式，所以只需要考國文、英文、生物、健教四個科目。在報了名、了解考科項目之後，我決定用理化課的時間來準備考試；從此在上理化課時，我不是在寫考題就是在備考，老師上課的內容，我一句也沒聽進去。但理化老師非旦不介意，甚至還在全班同學的面前，表揚我變用功了；她私下也常常鼓勵我、肯定我，她告訴我說：「妳很聰明，前途一定不可限量。」她甚至建議我往理科發展，她認為以我的聰明，一定沒有問題的……雖然最終我沒有走上理科這條路，但因為受她的影響，我也開始看物理科普書，即使沒能看懂多少，但老師對我的用心及肯定，直至現今，都讓我受用無窮。

想一想，自己其實也很幸運！當時理化老師並沒有採取強硬的手段，造成我更大的反感及抗爭，而是以剛柔並濟的方式，讓我心悅誠服地主動想學習，想努力，也才會造就了現在的我呀！謝謝宜蘭復興國中李曉菁老師。

我終於覺悟要好好參加考試了！在適當的讀書計劃及密集作題的策略下，我成功地在短時間內考取高分，錄取了專科。總共3000多位考生，錄取500位，我記得我是第150名錄取的，算是中上的成績；而我也直接以這推甄的成績去五專報到了。

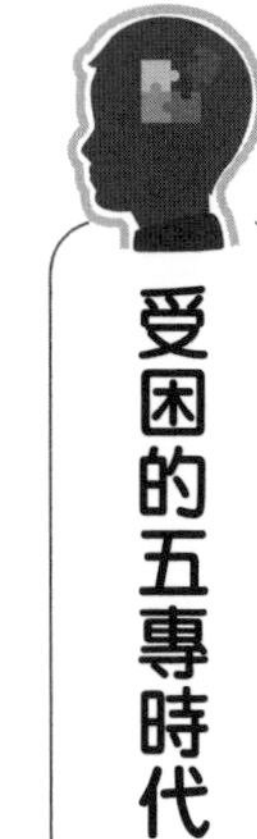

## 受困的五專時代

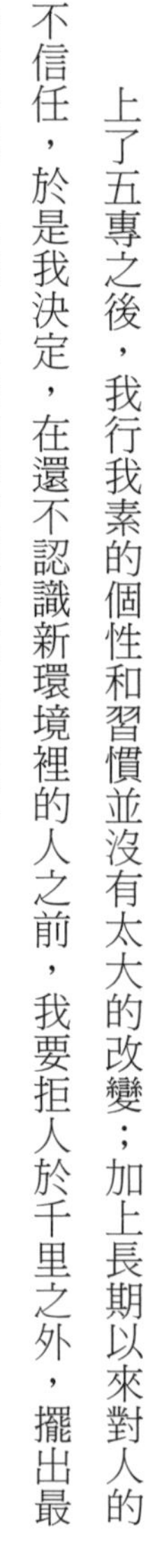

上了五專之後，我行我素的個性和習慣並沒有太大的改變；加上長期以來對人的不信任，於是我決定，在還不認識新環境裡的人之前，我要拒人於千里之外，擺出最酷的姿態。果然，這樣的態度根本交不到朋友。

至於上課，我還是一樣愛上不上的。有一次，我真的太睏了，決定上課中途離開教室回寢室睡覺，等放學再回來拿書包。因為在班上我是坐在最後一排，又靠門邊，心想不會有人記得那兒坐著一個人，以為這樣翹課便神不知鬼不覺。結果等我睡飽了，回到教室，發現全班都走了，就剩任課老師在教室等我。原來，老師一直都很注意特立獨行的我，所以上課中途，我一消失，他立刻就察覺了。但老師並沒有生氣，他只是像吩咐小孩一般的跟我說：「不能上課上到一半就回去睡覺，知道嗎？」最後，連曠課都沒有記錄，就放我離開了。

## 人生，峰迴路轉！？

雖然，我一入學的成績，在班上排的是十二名，可是我的學期成績幾乎是倒數十名，很多科目都在剛好及格的邊緣；而且一整個五專時期，我也幾乎都維持在這個水平。前兩年是因為延續國中的不思學習、只思玩樂的惰習，所以成績差；後三年則是因為學習不得法，加上憂鬱症發作，讓我的學習成績怎麼也無法提升起來。

在我還不知道我是ADHD時，ADHD的一些特質或多或少會困擾我，但都還不嚴重；可是當我開始要獨立住校之後，ADHD帶給我的影響，就比之前任何一個階段都要明顯。

首先，是我的健忘，每天，我都在不斷地找東西，找鑰匙、餐卡、手機、學生證、錢包……至少都要花上兩個小時的時間；往往好不容易找到了其中一樣，然後前面找到的那一樣東西就又不見了。這樣不斷重複發生的事，真的讓我非常挫折！另外，由於學不會整理東西，座位、寢室房間的髒亂，也被同學、室友嚴重抗議。總之，我好像一直不斷地在製造麻煩，造成他人的困擾……大家都覺得我缺乏責任感，而我自己根本不明白，我到底是怎麼一回事。但在當時，我也沒想到這些所有的疑惑，竟還要再等三年，才能謎底揭曉。

就這樣，我在五專又混過了兩年。到了三年級的時候，突然間，我不想再這麼渾渾噩噩過日子了，我希望自己能振作起來，也希望學習可以有好一點的表現。可是很遺憾的，不論我再怎麼努力，總是力不從心；特別是上課時，根本無法專心，這也讓我很沮喪。同時，因為在校工讀期間，也被反應不夠專注、表現不佳，於是被轉往諮商中心諮商。

就這樣，長期下來因學習、生活、人際各方面的接連失敗，導致我的情緒愈來愈低落，終於，我漸漸地出現了焦慮、憂鬱的情況。

前面我曾經說過，在國中時，我就發現我不是很擅長技術類的事情，也討厭寫冗長的作業，所以在護專的所有學習中，我最受不了的就是醫院實習課，一有實習課，就會讓我的憂鬱再次發作。每一次我都會很想放棄，很想休學，甚至有時都已經直接把想法跟老師說出口了……但，就在每一次的以為「真的是這次了，鐵定熬不過了……」的想法中，最後還是低分通過了。

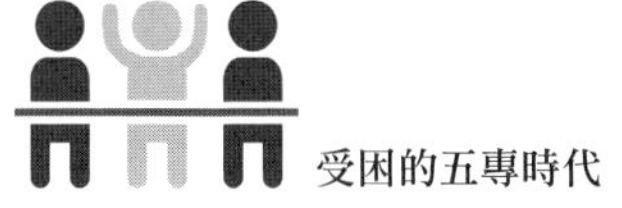


以上，就是「我還不知道，原來我是ADHD」之前的人生，感覺彷若走在谷底的人生。直至專科四年級，隨著確診是ADHD之後，我的人生才又再一次的峰迴路轉，開啟我新的視野與更多的學習領域。（診斷ADHD的過程及醫療方面的心路歷程，將在下一章分享。）

＊

自從我四年級確診ADHD之後，因為更了解自己，再加上用藥，並且嘗試一些策略，我多年失控的生活，終於獲得了許多的控制及改善。當時天真的以為，自此之後，災難的日子就要過去了。

沒想到，好景不常，升至五年級，我的憂鬱終於再也控制不住了！它導致我經常性的缺課，常常也覺得全身無力，很多時候都希望能一死了之……於是，醫生開了百憂解給我。

基於這樣的狀況，即使我很有心、很努力，成績也不見起色。不過，經過了近五年的時間，我終於清楚明白，我一點都不愛護理這門科系，也沒有能力當護士。於是，萌生了想要轉科系的念頭。就在這個時候，我下定決心要當一名「特教老師」。

之所以想當特教老師，主要是因為，我天生就知道怎麼跟孩子相處，這方面我很有天賦，我也一直是個孩子王。其實在國中的時候，我的夢想就是當老師，當一個不一樣的老師，因為我實在厭煩了體制裡的一切。另外，從小我就愛看書，有一回看到桃莉．海頓寫的書，我被書中描述的教室氛圍深深吸引，我就想當這樣的老師。加上從小我就難教，我想要藉由自身經歷過的來教這些小孩，我喜歡由孩子們所帶來的挑戰，因此我決定當一名特教老師。

本來我是計劃到補習班去當一年高四生，看能不能學習高中三年的學科，再準備重考。但看見同學們都在報名「二技」，瞬間我慌了，情急之下，我也決定要報考二技，當然，絕對不是護理系；我不想再與護理有任何關係，哪怕是需要再多唸兩年書。

當晚我就上網搜尋關於幼保的一切，在寫完某屆的媬姆考題並取得高分後，我當天就立刻去報考幼保系。經過兩個月的準備，我考了一個在全國二技統測考生裡，幼保科類的第五高分的好成績。

在考量了環境與未來這兩個重要因素之後，我放棄第一志願、選填第二志願，讓

自己留在原來的專校。我是個對新環境相當不容易適應的人，換環境對我完全沒有好處，不如留在原來的環境裡，至少有熟悉的人事物及資源存在，還可以省下適應新環境的歷程，所以，最終我選擇留下來了。

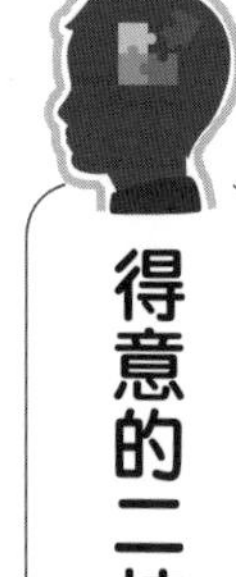

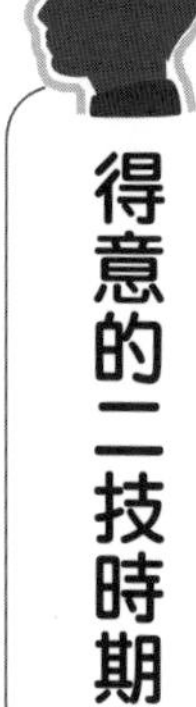

## 得意的二技時期

讀二技時，學校每一年都有校園模範生選拔。全校有 100 多個班，每班只能推選一名候選人，最後由學校組成的專門委員會評定，從 100 多位候選人中，選出 30 位同學，成為年度校園模範生，而我是其中一位。

### 我當選校園模範生

轉至天分所在的幼保系之後，我果然如魚得水，幾乎每學期拿第一；最差也不落於五名之後。在體育上的表現，更是搶眼亮麗，形同班上的明星運動員。我記得運動會的時候，我又跑 400 公尺，又是大隊接力的主將，又當拔河選手的大將，負責在最後當錨的位置。那天我為自己及代表班上，上臺領了兩次獎；同一天，我也上臺領取「校園模範生」的獎項。

我一直非常感激導師給我這個機會，沒經過班上同學決議，就直接提名我參加角逐。我還記得老師寫的推薦事由：「秦郁涵同學，雖然有ADHD，但成績優異、熱心公益，在公益活動及社團表現方面都有傑出表現。」老師後來告訴我，以往她向來是交由全班同學來決定候選人的，這是她教學生涯以來第一次自行決定。

是什麼原因，讓老師逕自推薦願意給我機會呢？

在二技時，由於我的成績好，讓我更容易引人注意，甚至有的同學覺得我實在太神了，怎麼什麼都行，於是幫我取了一個外號，叫「師父」。但是成績好，不代表我的人際關係也跟著會順利，我還是不擅長也害怕跟人打招呼，更別說互動了。雖然，因為別人的主動，的確讓我的朋友變得比以前多了一些，但仍是處不好。由於我常失控的脾氣、完美主義的傾向，總是一再的傷了自己、傷了同學，也傷了老師……漸漸的，抱怨我的同學、老師愈來愈多了；而我自己也不好過，不論是對自己或對環境的怨懟也非常多，多到幾乎時常寫滿一整本週記簿。

在這樣多方的情緒夾攻之下，最辛苦的就是我的班導師，不但要聽來自各科老師及同學們的抱怨，還要顧慮心靈脆弱不堪的我的感受。在週記中我所寫的每一件事，一件比一件尖銳，如何處理這些提問，或看到這些負面批判，更是傷透她的腦筋！導師形容我就像一臺X光機，把自己和每個人都掃描通透。她不明白，我在許多方面看起來都已經很優秀了，為什麼還對自己有那麼多的疑慮？

老師坦白地說，在推薦模範生候選人代表時，她考慮到若交由同學表決，我肯定是沒機會的；而導師卻希望能給我一個機會。這個獎對我來說，是很大的一個激勵，畢竟在這之前，我從來不可能跟「選模範生」這件事，有任何關係的。

上臺領獎那天，我得意的要求父母一定要來學校看我領獎，因為這是有史以來，我第一次有這樣好的表現，可以跟父母分享。

## 翻轉人生的重要關鍵

即使因為導師給我的機會，讓我當選了學校的模範生，但問題終究還是要解決的。面對一個相當難輔導的學生，我的導師該怎麼辦呢？她如實地跟我說，她真不曉得該怎麼輔導我？她說她只能為我禱告……

接下來的日子，導師真的花了很多心思在我身上，在我畢業之後，還成為我的乾

媽，一直到現在，都還是很關心我。謝謝我的乾媽，也是當年我的導師——長庚科大林冠良老師，謝謝您對我所做的的一切努力，對長庚幼保系的學生們來說，您一直都是大家眼中的「媽」，而我何其有幸，可以遇見您！

那麼，徹底改變我的契機到底是什麼呢？在二技時，有兩件事對我意義重大：第一個關鍵，是在二技住校時，我有個ADD（注意力缺失症）的室友，這是我遇到的第一個ADD的傢伙。對我而言，ADHD及ADD是同一國的人。不過，有趣的是，我這室友不是帶著診斷入學的，她是被我帶去做診斷的。

和她成為室友一段時間之後，我覺得她在很多方面實在跟我太像了，她的迷糊、健忘都跟我有得比……但不同的是，她人緣很好，很懂得怎麼做人，又很有趣、體貼，全班同學都非常喜歡她。

她從五專一年級就已經在英文班教書打工了，每次她分享在教學上的點子，好多創意好得連我都佩服，我常說她是個天才老師，她的學生當然也都非常喜歡她。

在她確診是ADD之後，我們更加形影不離了。平常我們會彼此取笑，但當她需要幫忙時，我會義不容辭，特別是我在學習上比她敏銳，也比她更認識ADD這個世界；而她也常在人際方面幫我解圍，因為同學都喜歡她，所以多少也會愛屋及烏。

尤其，她知道我在人際關係方面有障礙，所以也經常耐心地跟我說明，我是怎麼得罪同學的；她也教我與人互動要圓滑一點，太過堅持是不好的……我說，我常常感到挫折，覺得自己是外星人，無論怎麼做就是當不成地球人！她笑笑跟我說，她跟我一樣也是外星人，但是披上了地球人的外皮……雖然跟普通人相處很辛苦，但只要有好的生存智慧，其實許多的煩惱和問題，都可以迎刃而解的。

第二個關鍵，則是跟我的導師有關。有一次，她邀請我跟她一同去教會，其實在幼稚園的時候，我曾上過教會，雖然只有一年的時間，當時就留下了很好的感受。所以當導師提出邀約時，我是很有意願的。然而，當我真正認識了這個信仰的一切時，我受到極大的震撼；也因著信仰，我開始有了改變。而這些改變的點滴，都在接下來的研究所階段裡逐漸展現出來。

因為在唸五專時，我就立定要考特教研究所的志向，所以二技的那兩年，我全心的朝這個目標努力。雖然讀書的過程很辛苦，考前也有許多波折……好不容易，我終於取得情緒障礙的身分，獲准「使用電腦考試」調整的服務，這對有書寫障礙的我，

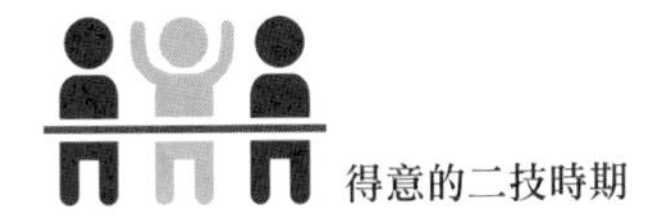



可是一大福音！也因此我才能如願的考上特教所。如果當時我沒有通過鑑定、取得考試調整的權益，我想……我大概一輩子都圓不了夢，更不可能有後續的各項生涯發展及不同的生命經歷。

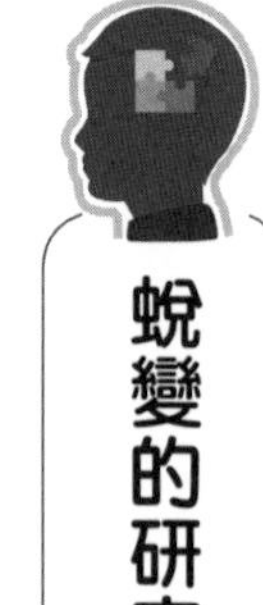

## 蛻變的研究所階段

當我正取臺北市立教育大學特教所的時候（同時以備一，備取新竹教育大學），父親高興得不得了，他做夢都沒想過，我竟可以有唸碩士的這一天。

### 如願以償的考上研究所

在我二技一年級的時候，當時大我兩歲的表姐，考上屏東師範大學研究所，我跟爸爸說：「兩年後換我。」我爸爸只當我是痴人說夢話，「憑妳也想唸碩士……」可是兩年後，我真的做到了！

當然，我必須說，的確是有一點運氣，再加上有考試調整的這項恩典，否則我可能是無法如願的。但不論如何，現在，我是個研究生了。

帶著興奮與期待，我開始了研究生生涯，但很快地，我就被現實打敗了。缺乏學術學習技巧的我，根本無法應付課業，再加上對新環境的陌生，不熟悉的上課模式及課業要求，很快就焦慮纏身，開學才第二個月，我的情緒就崩潰了。我開始懷疑自己有辦法撐下去嗎？會不會中途休學？甚至足足一個禮拜，我無法闔眼……以致白天整個人都處於隨時可能會暈倒的虛弱狀態裡；但是到了晚上，卻無法好好入眠。在這個時候，我已經有上教會的習慣了，於是就請教會的人為我禱告，慢慢地才終於較為安心，能睡覺了。

為了解決這個困境，我決定自力救濟，自己對外去尋求幫助。經過走訪，我知道所上有位吳怡慧教授的研究專業是ADHD及學習障礙，這兩個領域剛好是我想走的研究方向，而且她正好也是位基督徒，於是我認定了，她就是我的不二人選。

## 才一開始就舉白旗

吳怡慧教授破例的在研一上學期就收我做她的研究生（所上慣例，研一下學期，教授才會開始收研究生），雖然她已經知道收進來的是一個在學習上有困難的學生，但她還是收了我。

此時，在學習這一部分，我已經舉白旗了。我的問題不在於知識的吸收，而是在無法將所學輸出。通常，我可以把知識讀得很通透，可一旦要轉成文字報告，我就只能瞪大眼睛，一點辦法都沒有。很多人都覺得我很奇怪，這到底有什麼難的？但這真是只有同樣有輸出障礙的人才能明白的啊！

我運氣還算好，輸出障礙只限於書寫的文字報告，我那位 ADD 的二技室友，就沒那麼幸運了。她不僅在紙筆的文字報告上有輸出障礙，連帶的連口說報告也淪陷，於是，就時常被質疑：「妳到底有沒有唸書啊！？」至少我在口說報告方面，還是能夠滔滔不絕的。

很多人告訴我方法：「妳就把它當成在做口說報告，把要講得話，一個字一個字的打出來就好了啊，哪裡難！？」但事情並沒有這麼簡單，口說報告跟書面報告對我來說，根本是兩回事。但奇妙的是，我對寫報告有障礙，在自由寫作上卻沒有任何問題，我想這是因為自由寫作可以跟口說語言很像，所以，我在自由寫作時，能夠行雲流水。

慶幸在我快要撐不下的時候，遇到了吳怡慧教授，一路上她更是不分科、以滿滿的愛心來幫助我，我才能順利度過學習上的難關。

＊

進入研究所之後，我的人際發展也沒有因此而順利。

雖然我唸的是日間部，不是進修部，但班上全職學生卻只有四位，其他十一位都是來進修的在職老師；平常同學間也是上課才會見面，根本沒有任何的人際關係可言！再加上研究所幾乎沒有團體報告，即使有，也多是劃分範圍，各作各的，最後才拼湊連結在一起，所以研究所時期，根本無法與任何人建立友誼。反而是因為我開始穩定去教會了，所以，與人頻繁的互動，是從教會開始的。

我非常喜歡這個信仰，也願意相信。不過，人際互動模式並沒有因此而快速轉變，我對人依然不信任，依然不想和任何人有太多互動……對我而言，去到教會是去認識信仰、接近上帝，不是要去做聯誼的，幹嘛要交朋友呢！？後來，我才知道，我這樣的信念，完全不合乎聖經的教導。聖經說：「我們是一個身體，信徒互為肢體，若有一個肢體受苦，其他肢體也共同受苦；若有一個肢體快樂，其他的肢體也跟著同樂。」的確，後來我才體悟到，我們人活在世上，本就是一個共生群體，會彼此影響，沒有一個人可以獨自生活在世上，而不需要別人，即便是一個完全沒能力與他人互動的人，也是會影響著整個世界，並且被世界所影響。

## 信仰帶來的改變力量

剛到教會的第一年，因為害怕與人互動的個性使然，我沒有跟任何一個人打招呼，我假裝看不到身邊的人……雖然我拒絕與人建立關係，可是別人並沒有因此而放棄我，大家不僅主動關心我，和我一起分享生活點滴、互相禱告……甚至，當時有位專門負責大學生團契的傳道人，在我有困難、挫折的時候，總是願意耐心的傾聽我、安慰我，雖然他在我的 ADHD 上幫不上任何忙，但他讓我覺得被接納，這跟以往我要很努力才能讓別人稍稍認識我、體諒我、接納我，是非常不一樣的感受。

漸漸地，我被這一切感動，我發覺不能再堅持做獨行俠了，於是我慢慢的有了改變，不僅會主動和別人互動，也忽然明白了許多事；明白了信仰不是獨自追求，更需要的是人與人間的和諧關係。

在經歷了信仰帶來的改變之後，教會的輔導們決定讓我擔任教會小組的副小組長之職。我開始參與許多服務性質的活動，和其他人也有更多的交流與互動，因此結交了不少的朋友。這樣的工作，我持續做了三年，直到研究所畢業，才離開學生團契。

*

透過教會，我體會到許多真實的友誼；我重新去思考自以為的世界，原來世上不是只有壞人和殘酷，還有許多美善的事……以上，雖然只有短短的幾行文字，但卻是我思考了一兩年的時間，才完全明白；四年後，才重建對人的信任感，並能以開朗、敞開的心胸來接納其他人。

信仰，不只改變我的人際關係及待人接物的態度，在學習上，也得到了更多的力量，自然而然能感到平靜，情緒也逐漸穩定，我變得愈來愈開朗了。最後，我花了三年半的時間，拿到了碩士學位。（之所以會花費這麼長時間，主要是因為我花了一年半的時間進行論文研究。）

在研究所的這一段時間，我要非常感謝吳教授，她在我身上花了許多的時間和心力。有一回，她接受採訪，說了一段話，對我影響我非常大！她說：「對於特殊學生，就是要帶在身邊，這樣也因著其他人知道老師的特別關注，就會更加善待特殊學生……」我就是這個理念下的受益者。

藉著我自己的親身經歷，我想要鼓勵家長們，不要因為孩子性格尖銳，到處惹麻煩、受排擠，就想把孩子關在家裡；相反地，要幫孩子找一個可以接納他的團體，讓他在當中，特別是在有父母或是大人的引導下，學習良好的人際互動方式。像我之前曾經組織了一個 ADHD 的青少年團體，我看見他們在老師的帶領下，彼此間體諒、理解，雖然也有衝突，但仍能互相合作、彼此幫助，在人際關係上確實有很大的進步。

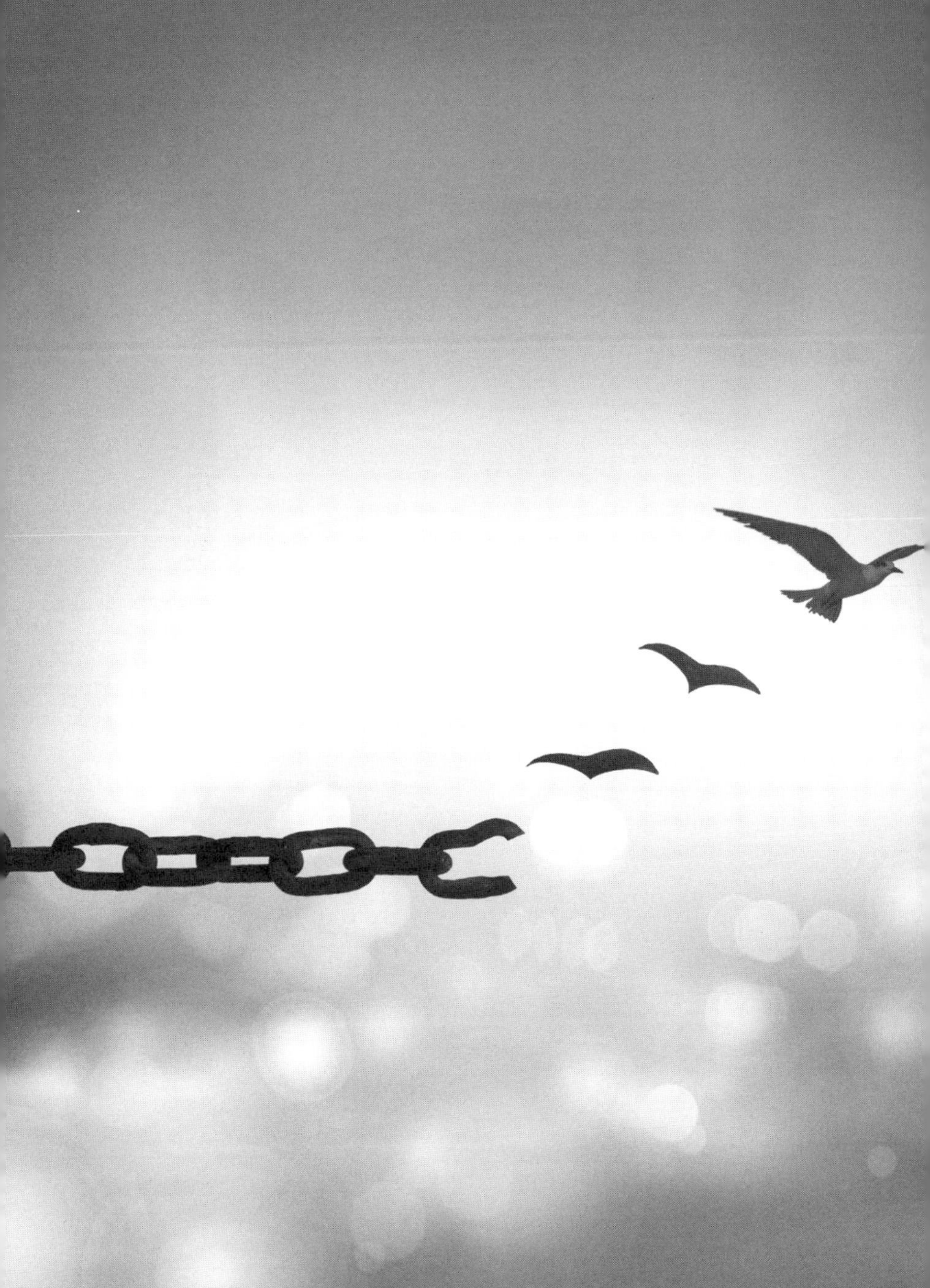

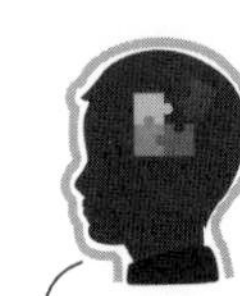

# 給孩子更多元的選擇

回首我這一路的求學歷程，雖然不至坎坷無比，但形容是荊棘密布，也只是剛好而已。我不光是在學習成績上不行，連帶的在人際關係、生活表現上都非常不順利。我身上到底還擁有什麼？又是什麼原因，讓成績一向低落的我，可以順利完成學業呢？

## 知識就是力量

雖然我不愛學習，但從小我卻非常喜歡看書，我的房間滿滿的都是書。即便是最排斥學習的國中階段，我還是很享受閱讀的樂趣，只要一拿到課外書籍，就非一次看完不可；而且我不太挑書，只要我看得懂的我都看。但因我先天右眼弱視，視力矯正後不到 0.6，所以父親不大贊成我花太多時間閱讀課外書籍，更何況我連應付課業、

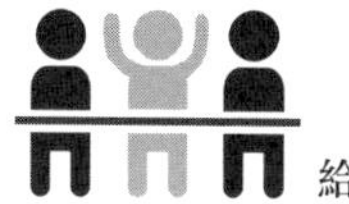


寫作業都很吃力了。即使如此，我對閱讀的熱情卻絲毫不減，只要一有時間，我就想看書，這個習慣一直延續到現在。

也許，有些父母會想：「學校課本都不讀，盡讀閒書有什麼用！？」但殊不知，正是因為這些閒書，讓我嚐到吸收知識的樂趣，學會主動從書中找答案、解惑……有了電腦之後，這個習慣更進一步地被我用在求知上，網路根本就是個超大的知識庫啊！每當我想了解一個議題，我就會在網路上搜尋所有的相關內容，一個網頁看過一個網頁，一連幾個小時都不覺得累，然後再去圖書館找所有相關的書籍來看……一直到我的好奇心被滿足為止。像是我對ADHD、學習障礙、感覺統合的認識，甚至後來對自閉症的了解及教學方式，也都是這樣而來的。這些種種成效和回饋，在當時並沒有馬上看得見，但卻在日後一一顯現出來。

我不喜歡唸課本，我厭惡上課、厭惡考試，但我從來不厭惡閱讀及吸收新知。我認為決定孩子一生的關鍵，不在於成績好壞，而是在於喜不喜歡學習，懂得求知，並且有主動求知的慾望。孩子成績可以不好，可是他要喜歡學習及閱讀，而要有這樣的興趣，就是不能讓孩子討厭知識，要讓孩子享受知識的有趣。

親愛的家長們，如果你家的孩子也像我小時候一樣，請您試著把眼光放長遠一些，心放寬一點，知識是很廣泛的，處處有知識、有學問、有樂趣……除了書本，其他像電視、影片、多媒體、網路、旅遊、營隊、參訪、親子互動、平日家事……很多很多，知識無所不在。與其一直要孩子埋在課本裡，不如給孩子一個多元的學習環境，幫助、支持孩子去享受知識，孩子才能一輩子受用無窮。

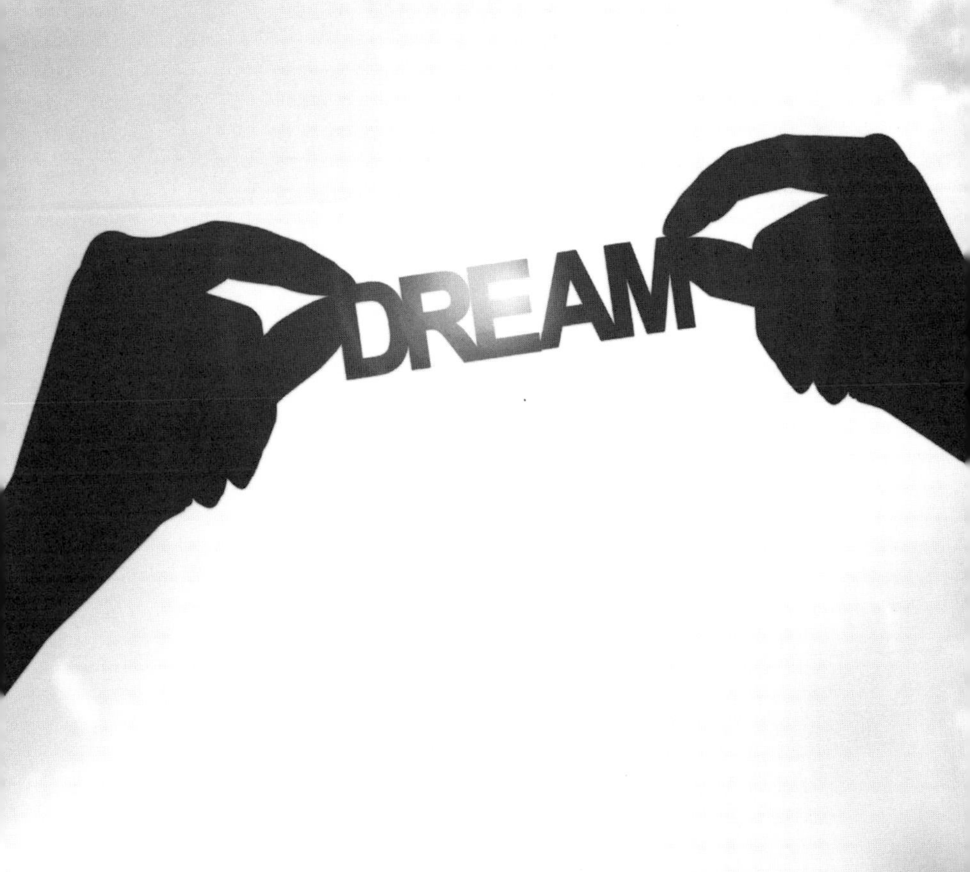
DREAM

第二章

# 原來我是 ADHD

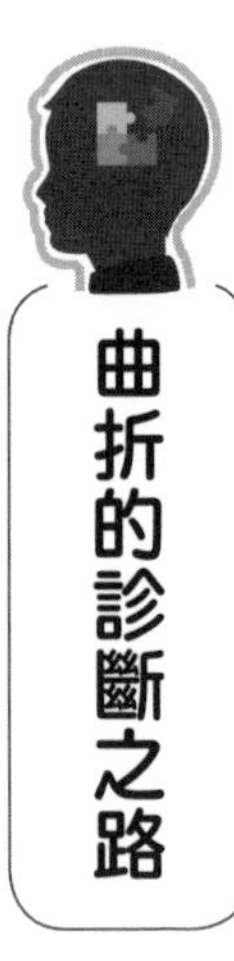

## 曲折的診斷之路

我一直到十八歲那一年，才確診是 ADHD，當時，我就讀五專四年級。由於我唸的是採建教合作的學校，非常強調學習、工讀、實習，三方配合，缺一不可，所以在五專三年級的時候，我被學校派去圖書館工作，同時也揭開了我 ADHD 診斷的序曲。

### 獨自探索 ADHD

一開始，先是因為我工作時動作慢、不夠專注、錯誤百出，而一天到晚遭至批評，包括我無法把書上的磁條平整的上好，沒辦法把書膜包的很平整，有時還會不小心把書章蓋錯顏色，甚至在借書還書時，會忘記切換上磁或消磁……時不時就會發生尷尬的事。終於我們單位的所有成員都受不了我的誇張了，便決定要家長及導師來圖書館一趟，看看到底問題出在哪裡。

我的導師堅信我不是故意的，因為她一直覺得我是一個做事認真、執著的人，但她在聽了這麼多的狀況及抱怨後，也同意或許我有可能需要幫忙了。最後，大家決定送我去精神科門診看醫生。

在看了一次門診之後，我不願再去看醫生了，導師因此把我轉介諮商中心尋求協助。一開始，就跟所有的諮商一樣，談談這輩子發生的大小事……

有一天，諮商老師問我：「妳有沒有被診斷可能是『感覺統合障礙』？」我只記得小時候，父母好像有懷疑我是不是前庭統合有問題，但他們討論後，決定不帶我去確認，他們猜想我可能不是太嚴重。我回答：「我不知道。」諮商老師又問：「那……有沒有ADHD（過動症）呢？」嗯……的確，我很好動、非常喜歡動，但我好像還是可以好好坐下來……於是，我跟老師說：「我不知道什麼是ADHD。」

諮商回家後，因為我很想知道關於所有感覺統合障礙和ADHD的一切，於是，試著到圖書館查找、上網搜尋……看著找到的每一筆資料，感覺都跟我的狀況很像，可是我還是不能確定自己是不是感覺統合障礙。我又在網路上找到一些關於感覺統合障礙簡單的線上篩檢表，測出來的結果，顯示我的確有感覺統合障礙。但這真的就是我的問題所在嗎？我不知道可以找誰商量，也不知道哪裡可以幫助我，我更不敢和父母討論這件事，只是企圖一個人找尋答案，可是……答案是什麼？

經過幾次不同的線上諮詢，每一位職能治療師的回覆，都表示我可能有感覺統合障礙。只是有感覺統合障礙，又該怎麼處理呢？其中有一個職能治療師跳出來，他說他願意協助我做診斷，也願意給我一些建議，看看能不能對我有幫助。於是，我就去他的診所接受評估。評估結果顯示：肌張力偏低、前庭整合不足，還有可能過度緊張……至此，日後我沒有再做任何進一步的檢查了。

後來，在我唸二技的時候，專業科目中有一門課是「感覺統合」，由臨床的職能治療師授課，授課教師也診斷我是感覺統合全面失調，包括肌張力偏低、前庭、本體覺、精細動作、視知覺都有狀況，並進一步推測我可能為「亞斯伯格」（但實際我不是亞斯伯格；亞斯伯格也不該由感覺統合結果來診斷）。到了研究所時期，學校也有位職能老師來授課，他讓我在醫院做完整的評估。診斷結果：同樣是感覺統合全面失

調……其中唯一的不同，是肌張力偏高（跟之前做的肌張力偏低結果迴異），於是推測我的狀況應該是腦傷引起，可能有輕度腦性痲痺（當然我也不是腦性痲痺）。

除了感覺統合障礙，我同樣繼續探索自己與ADHD的關係，說真的，ADHD的資料在當時比感覺統合障礙的資料難找許多，我一直都沒辦法回答我心中這個「我是ADHD嗎？」的問題。

## 確診我是ADHD

到底什麼是ADHD？

所謂**ADHD**就是注意力缺陷過動症（**Attention deficit hyperactivity disorder**）屬一種慢性長期的神經生理疾病，原因可能是神經傳導物質異常、遺傳及腦傷等，主要症狀包括：不專心、過動及衝動（症狀表現有個別差異）。而這些症狀通常開始出現在童年早期，半數以上會持續到成年以後。成年以後是成人注意力缺陷過動症，醫療介入會有效改善生活與社會適應的品質。

其實我的 ADHD 是很明顯的，只是我對自己不太認識而已。終於，在一片迷霧中，我看到了遠流出版社 2015 年出版的《分心不是我的錯》一書，書裡對成人 ADHD 症狀有深入的說明，我彷若看到了一線曙光，書裡所寫，幾乎是我的生活寫照。另外，我又找到一本針對兒童 ADHD 的診斷手冊，那是一份完整的檢核表；我看著檢核表，有父母版、有老師版，我在想我可以找誰幫我做呢？

從國中畢業我就離家讀五專，根本沒跟父母住在一起；五專的老師互動又不多，我能找誰幫我做評估呢？後來我想起了跟我一起住的室友及為數稀少的朋友，起碼這些人跟我比較有互動，於是我決定請他們幫我做檢核表。做出來的結果，真是讓我大吃一驚，因為和我的自我認知有一大段的差距。

我的輔導老師看我非常投入在探索 ADHD 這個迷團裡，決心幫我一把，於是她聯繫了在長庚大學，專長就是研究 ADHD 的心理系趙家琛教授，在輔導老師的陪伴下，我帶著同學幫我做的檢核表去找教授談話。趙教授問了我一些關於我在兒童時期以及現在的生活點滴……大約聊了 50 分鐘之後，趙教授便肯定我是 ADHD，建議我要去做醫療的診斷以及服藥。很快地，我就去醫院兒心門診就醫，醫生確診我是 ADHD，並開給我利他能(註)，要我服藥一週之後再回診，同時，為我安排電腦的注意力測驗（CPT-X）。

對我而言，這一連串的診斷來得實在太快了，為什麼醫生就判定我是ADHD呢？只因為我說自己是ADHD嗎？在後來的注意力測驗，顯示我注意力不集中，有中度程度的衝動。醫生問我：「妳十八歲了，怎麼還這麼衝動呢？妳這麼衝動怎麼辦？」。這……我怎麼知道啊！我承認自己是很容易做錯事，考試也粗心，平時比較急躁，除了上課以外的時間，我還真難可以好好坐下來超過15分鐘哪……今天醫生的這一番話，對我還真是一個打擊。

（註）利他能：是用來治療注意力不足（ADHD）的藥物，讓注意力不足的孩子能專注課業。

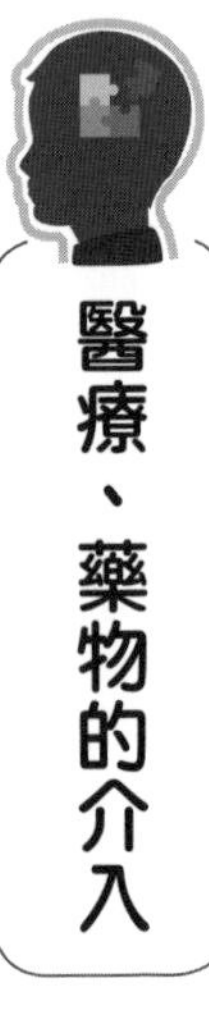

# 醫療、藥物的介入

自從確診為 ADHD 之後，藥物控制就像是一條不歸路。

## 開始用藥

### ● 初試「利他能」

當我開始服用利他能，醫生吩咐我從半顆服起，過了三天再改為一次一顆，一天服藥兩次。之前看相關書籍，許多患者都描述說，吃藥後讓他們感覺像變了一個人，對此我心中存在著許多的疑問。用藥之後，確實感覺有一點改變，可是效果跟期待中的「脫胎換骨」不一樣，雖然比起未服藥前，能稍微集中注意力，但還是沒辦法很專心，而且有一種無法形容的怪，甚至還有一點魂不守舍……我想是不是因為我對藥物有過多的期待，才會有這樣的感覺？其實這就是藥物的限制。

另外一方面，藥物的副作用一個一個跑出來了，我本來就已經是一個不喜歡吃飯的人，開始服藥後，噁心、食欲不振變得非常明顯。很快地，我的體重立刻下降，最快速的時期，曾經一個月瘦了有五公斤之多。

開始服藥後，醫生當然也會追蹤我的用藥效果，只是因為我是ADHD，即便我可能已經是ADHD中在表達方面的資優生了，可是對於要詳細描述自己的症狀，還是很困難，最多只能說出「我感覺不舒服」這幾個字，加上我又是很怕去看醫生的人，所以通常能拖就拖，能避就避。後來我發現，我的朋友們也有相同的困難。果然，醫生問我服用藥物後的狀況如何？我只能回答：「有點改變……」然後就再也說不出其他的了。

我開始著手搜尋「利他能」的相關醫藥期刊，在看了一些報導之後，心中有一個疑問：「我懷疑我的藥物劑量並沒有吃足。」因為我拿自己的體重換算我查到應吃的劑量，發現有相當大的落差，似乎只吃到一半的劑量。

在那個時期，對於成人ADHD的觀念還算是非常新，不像現在很容易找到相關資訊，自然地，醫生對於成人ADHD的經驗也不太多，用藥經驗也比較少。我跟我的醫生反應我的狀況，他也向我說明他確實是以小孩子的劑量開藥的。在提高了用藥的劑量之後，我立刻感受大不同，半小時後就能自動聚焦，但三個半小時之後藥效就退了，所以，我一天必需要服用三次利他能。我連續五年，一直服用這樣的劑量，直到我停藥；十年後再次服藥，仍然是這樣的劑量。

*

許多的家長常問：「為什麼孩子的劑量一年比一年增加呢？是不是藥物有耐藥性？會不會上癮？」其實道理很簡單，因為你的孩子在長高增重。藥物量是根據你孩子的體重在調整，當孩子的體重變重，藥物的效果自然就會減低，就會控制不住孩子，醫生只好再依體重來增加藥量。我之所以連續五年都沒有增加藥量，是因為五年裡，我的體重沒有變化過，所以我一直是適用同一劑量的。

上癮，是指孩子「會非常喜歡」及「沒有藥物就活不下去」的心理依賴感，但通常使用利他能的孩子沒有人會喜歡它，甚至有的孩子會排斥它，想辦法丟掉它；有的孩子雖然不喜歡，但他更渴望表現好、學習好（我就是這一種），所以會忍耐藥物及其相對的副作用。因為利他能治標不治本，所以就必需長期依賴；甚至有人可能需要

終生服藥。有用藥專注力自然好，表現自然好，沒用藥就是回到孩子原本的樣子。你可以想成是，你的孩子只不過像是戴了眼鏡一樣，眼鏡拿下來就看不清而已，可以說是一種依賴，但跟上癮是不一樣的。

之前也聽過，有的家長覺得孩子長大了，就任意將孩子的藥減半；或是醫生認為孩子長大了，控制力也比較好了，劑量可以減半。針對這一點，我在這裡分享一點小小的想法：我建議可以在孩子藥物減半後，問問孩子的感覺如何？若孩子覺得吃減半劑量沒問題，那就維持減半劑量；若孩子覺得不舒服，或孩子變得不易控制，建議還是回到原始劑量吧！因為我在一開始使用不足劑量的時候，造成感覺好像正要集中注意力之際，心卻又一下飛走了，腦袋根本無法專注，就一直在專注、分心、專注、分心這樣的痛苦迴圈裡不斷循環，這種無法駕御自己思緒的感覺，真的很辛苦，只會讓人更加煩躁！所以，**藥劑到底要不要減量，建議還是要找醫師討論，千萬不要自己任意調整**，因為有非常多的藥物是需要透過慢慢減量後才能停藥，否則就會有很大的後遺症。

### ● 改試「專司達」

二技一年級，我接任籃球社社長職位，社團事務相當多，有時一忙起來常常會忘了吃藥；不能按時服藥，我就無法專注心神來學習，等於一整個晚上都報銷了。

剛好那時候，專司達(註)這款藥出來了，聽說藥效可以維持一整天，我抱著姑且一試的想法，跟醫生提出換藥。醫生同意我換藥，只是那時候的專司達只有18mg，劑量較小，所以我一次都要吃兩顆。

專司達吃了一段時間後，產生了新的困擾，我發現一到傍晚我就特別容易生氣，情緒變得不好控制。後來跟醫生反應這件事，醫生說可能是藥物反彈，有部分的孩子在藥效快沒的時候會發生這樣的事。醫生建議我，傍晚時加服一顆利他能，或許可以改善這樣的狀況，也可以延續我晚上的學習需求。但我想，這樣不就跟我用利他能會碰上的問題一樣嗎？加上專司達是屬於成本高的藥，我想還是不要浪費健保的費用好了，所以我又再把藥換回利他能，一直到我研究所一年級。之後我停藥了十年，最近才又開始復用利他能。

「用藥」這件事，不僅身心要去適應，對我的經濟狀況也是一大難題。因為健保局規定，若是要用專司達這款藥，條件是，必需在未滿十八歲以前診斷，且不適用利他能者才可以用健保。但因為我是十八歲之後才診斷的，所以我必需要自費拿專司達，一顆90元，一個月要花費2700元來用藥，當時我只是一個學生，家裡也不支持我看醫生、用藥，我的醫療費用都是從平時的生活費中拿出來的，一個月2700元，真的是非常吃力。還好，後來靠醫生的幫忙，我才適用了健保的規定。但我知道這個十八歲條款一直存在，我真心覺得這實在不公平。在我輔導的個案中，很多小朋友在小時候沒發現，一直到了大學階段才被診斷ADHD或ADD，然後也跟我當年一樣，去看醫生、用藥都無法得到家人的支持，因為通常家庭對我們早已是放棄狀態，他們也不認為我們有病，只覺得是我們人格有問題，要靠自己改變。殊不知，藥物是改變我們很重要的關鍵。

本身就是ADHD，也是精神科醫師的知名作家哈洛醫生曾說：「畢竟你無法強求ADHD的人要記得吃幫助他們記得吃藥的藥。」這也是為什麼長效藥物有存在的必要性。所以，若因著「需要」必需要吃專司達這類的強效藥，但又因為醫療費用昂貴無法支付，對這些大學生來說真的是很不公平。我真心希望健保局可以放寬條款，讓更多人受益，至少將年齡限制調寬至二十四歲（約大學畢業），幫助這些早被家庭驅逐的孩子，能有重新在社會生存的機會。

（註）專司達：同樣用來治療注意力不足（ADHD）的藥物，有助於在十二個小時內有效地抑制孩子的注意力分散及過動症狀，比利他能藥效延長三倍。

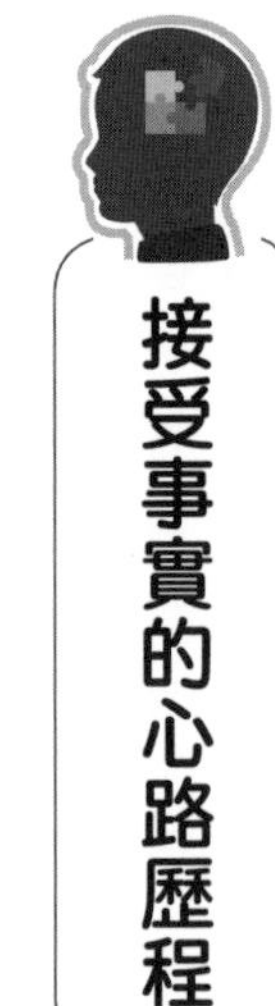

## 接受事實的心路歷程

自從被確診是 ADHD 之後，心中就陷入了不安與掙扎，我百般不願接受這個結果，多麼希望自己的診斷錯誤。

### 墜入萬丈深淵

以前每次闖禍，爸爸就要我再認真點、用心點，所以我一直以為我只要再「認真點、用心點」，就可以把自己打理好，雖然我一直都做不到，我還是一直這樣勉勵自己。但突然一個診斷，打斷了這個平衡，我從「再努力一點，就可以」轉變到「因為我有病，所以我不能」，這可是「不為」與「不能」的差別啊！只要一想到將永遠在一片混亂中過日子，我難過得無法自己，我想我已經沒有未來了。

有一次，我問醫生：「你為什麼診斷我是 ADHD ？」其實，現在想想這個問題並

沒有表達的很好，因為我只是想瞭解醫生是根據哪些證據、理由下了這個診斷，畢竟是這個診斷讓我身陷痛苦的掙扎深淵中。我的醫生回答我：「妳還記得嗎？當初是妳走進門診告訴我妳有 ADHD 的啊！」這回答還真是讓人傻眼，「如果我告訴你，你就下診斷，那還要醫生幹什麼！？」我忍不住在心裡喃喃自語。

我想很多家長也曾經有一樣的困惑，為什麼才走進診間，我的孩子就突然被下了一個診斷，然後被要求服藥。許多的家長是被老師要求帶孩子來的，在這之前可能甚至沒有想過孩子有問題，只是短短一次的門診就被下結論，的確很難接受。不過，我想建議家長的是，醫生會下這樣的診斷通常有他的道理，或許是你在會談中已經說了許多值得做診斷的資訊，也許是老師的表格，甚至是你自己填的表格，已經有足夠可以下診斷的訊息。**其實 ADHD 是非常依賴行為模式來下診斷的，通常行為模式足以構成診斷，當然有心理衡鑑做診斷輔助肯定是更好的**，只是礙於有限的資源，有時並不是那麼容易。

我建議家長在診斷後的第一步，不要先急著追究是爸爸、媽媽，還是其他家人的錯，而是該先買一些相關的書籍來閱讀，透過閱讀來認識這個診斷的內涵，同時自己也可以在當中複查一下，是不是我的孩子就像書中所描述；或是可以尋求 ADHD 的家長支援小組、演講來學習，透過專家的說明，彼此家長的分享，通常可以幫助你更確認孩子的狀況，以及能怎麼幫助孩子。以往我過帶許多 ADHD 的家長分享團體，通常在第一堂課裡，家長們透過分享孩子平日的狀況後，很快就會發現，其實大家的孩子問題模式幾乎都很相近，自然而然，原本還在困惑或懷疑 ADHD 不存在的家長們，很快的就能改變態度，開始全心思考怎麼幫助孩子（雖然也有的家長會開始進入哀傷期）。無論如何，在離開否認期後，就更容易朝正視孩子的問題前進。

若你是醫生或老師，這個過程則要靠你們的同理態度，並提供相關資源來陪伴家長度過，畢竟孩子被診斷有狀況，對每一個家庭來說，都是一件困難的事，需要更多人的陪伴及同理心，才能走過這個低谷的。雖然在專家的眼中看 ADHD 不是什麼大不了的診斷，但別忘了，每個家長都只有一兩個寶貝，這個寶貝就是他們生命中很重要的事。

*

為了想證明自己的診斷錯誤，我總是斷斷續續的服藥。我想確定「只要我肯努力，我一樣可以把自己打理好」。但現實總是殘酷的，一而再，再而三的讓我面對自己是ADHD的現實：「沒有藥物，別想有清醒的狀態」……這樣的狀態大約持續了一年的時間，我才能面對自己「真的是ADHD」的現實。

後來我有機會遇到許多青少年，他們有的是剛診斷，有的是從小就有用藥，但共同的狀態就是他們不願意服藥。我非常可以體會他們的心情，畢竟青少年是在尋找自我的階段，沒有人想要知道自己是個「失能者」或「病人」，他們需要一些時間尋找自己的能力、定位，確認我是誰。所以，若是您的孩子告訴你他不要用藥，千萬不要急著斥責孩子，給孩子一些時間去跟自己對話，去確認他自己是否真的需要藥物。家長唯一要做的事，就是耐心等待孩子去摸索「這件事」。

當然鼓勵也是很重要的，平常孩子若肯用藥，就要讓孩子知道若有任何療效，這不是藥物的功勞，而是孩子自己的努力。因為研究也發現，若孩子已經有心理問題或是完全放棄了，藥物基本上對於孩子的行為改善是沒有任何效果的。我們也要讓孩子知道，吃藥不等於他就「有病」，ADHD 就是一個種類的人，有人喜歡說 ADHD 是一群「獵人」，或就像戴眼鏡的一群人，藥物本身就像戴眼鏡一樣，眼鏡可以幫助近視的人可以看得清楚，藥物可以幫助 ADHD 的人發揮他本來就有的能力。能力是沒法靠外在任何力量加進來的，只有當一個人有這樣的能力才能發揮出來。

另外，有人喜歡用「聰明豆」或「乖乖藥」來為藥物命名，我也覺得不甚理想，這好像暗示「因為你笨或你壞，所以你要吃藥」，其實我們應該用更正確的名稱，例如：「專心藥」，讓孩子知道，藥物是為了幫助他能夠控制衝動、掌握自己的行為。

總之，完整的藥物輔導、對孩子正向的態度、不隱藏的柔性告知所有知識，都可以幫助 ADHD 的孩子建立正向的觀念，並且更願意改變自己的行為以及配合服藥；同時，也能讓孩子與 ADHD 和平共處，這樣孩子未來才能有健康正向的態度，做個快樂的社會人。

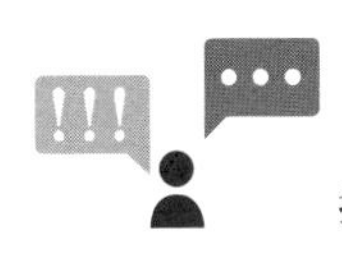




## 從埋怨、接受到認同

確認了自己是ADHD後，我很鬱悶，我竟是個「有問題」、「有殘缺」的人。當然這個想法並不正確，因為到後來我竟引以為傲！

**我最喜歡的身分除了我是「基督徒」之外，就是「我是ADHD」。**ADHD其實有很多好處的，在後面章節我會用其它的主題來分享。但其實一開始，我只要聽到人家提到「過動兒」三個字我就會生氣，明明不是在講我，可是我就混身不對勁；只要聽到「ADHD」就開始自憐自艾，或是上課內容講到ADHD，我的眼淚就要掉出來了……我對ADHD負面到極點了，為什麼我有ADHD？我沒有答案。

我意識到自己反應過度了。

有一天，我一個人靜靜的思考，想到或許我的學習、生活、人際一團亂，也做了很多讓自己和家人不滿意的事，但憑良心說，我也有許多還算不錯的地方。例如：同學總罵我「聰明不努力」，這句話足以證明別人對我的認同，在某方面我還算是個小博士呢！另外，我也很擅長與孩子相處，甚至在運動上也一直有不錯的表現；學校裡，有些老師肯定我、喜歡我，雖然我的成績一直很不起眼。和書裡看到的那些孩子的故事相比，我算是不錯的了，如果我都那麼排斥／否定ADHD，那ADHD的孩子不是將永遠都無法翻身，永遠都會被別人貼上「壞孩子」、「會打人的孩子」……這些負面的標籤了嗎？（起碼我沒有打過人。）我想要從我開始，翻轉別人對 ADHD 的印象。

＊

轉念之後，從此我不再介意跟別人說我有 ADHD，我就像告訴別人我有近視一樣地自然，我希望可以因為我的 ADHD，讓他人對 ADHD 的孩子改觀，不是只有「壞」、「坐不住」、「會打人」……這些刻板行為的印象。

這段從埋怨、抗拒，到接受、認同的心路過程，雖然這裡只有短短兩三段的文字敘述，我卻一個人走了大半年的時間。

在我之前看過的書裡寫到，有許多成人被診斷出是 ADHD 後，他們都鬆了一口氣，原來自己之前的一切狀況都是有原因的，不是因為懶惰、不努力或不正常。這樣的經驗也的確發生在我其他 ADHD 的朋友身上。不過，「鬆一口氣」並不是我的經歷，診斷出 ADHD 帶給我的是絕望感（過了幾年之後，我又被診斷「非語文學習障礙」，這次我感覺到的才是鬆一口氣的高興感覺），我想這跟很多父母的體會是相似的，診斷→衝擊→否認→生氣→絕望→重整→燃起希望。

當然不是每個人都能順利走完這個心路，但我鼓勵你，一定要找支持團體，不管是諮商師，或是 ADHD 家長支持團體，看到不同的故事，交一些狀況相似的朋友，你會更容易走完這樣的心路歷程，也才有辦法開始「真正」的教養與幫助孩子。

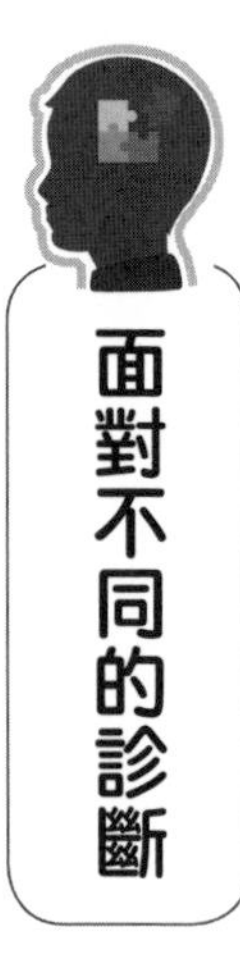

## 面對不同的診斷

在我確診 ADHD 後續的一兩年，我還有機會聽見不同的專業人員為我下不同的診斷。我迷惑了，我不知道該要用什麼的方式來跟我自己相處。

### 錯綜複雜的 ADHD

前面提到過，不同的職能治療師，研判我可能有亞斯伯格、輕微腦傷……曾經也有一位兒心醫生只憑著見我一次面，就斷言我應該有亞斯伯格；同時，那時任職教育大學溝通科學與障礙研究所的楊坤堂所長，懷疑我可能有非語文學習障礙（以我對不同障礙行為的認識，我覺得這個標籤比較像我擁有的狀況）。在這麼多的診斷下，我到底是誰呢？

另一方面，我真得非常排斥「亞斯伯格」這個標籤。可能我覺得自閉症是一個無法醫治、無法恢復的問題，而且在過往我遇過許多亞斯伯格的孩子，我感覺這群孩子對社會的不適應狀況，更高於ADHD或學習障礙，所以在被兒心科醫師說到我可能是亞斯伯格時，我很不能理解，也很鬱卒，我根本無法接受。

我不停的問自己一個問題，如果我真的是亞斯伯格那又怎樣？是診斷構成行為，還是行為構成診斷？如果我的問題一直都是長這些樣子，多一個標籤及少一個標籤對我的意義是什麼？我試著說服自己，即便自己是亞斯伯格也沒有關係，至少我不是一個讓人很討厭的亞斯伯格。

後來，我把這個掙扎去找特教老師討論，他大笑著告訴我：「妳放一百個心，妳絕不是亞斯伯格，從妳不停地做不同嘗試在力求改善，就知道妳不是。通常亞斯伯格很難自覺改變，即便會想改變，但多數在沒人引導的狀態下，改變只會是一種口號。」聽他這麼說，我也就跟著安心了。事實上，我自認不是亞斯伯格有個很大的因素，因為自閉症類的孩子多半是「視覺思考者及圖像化訊息處理者」，而圖像對我而言，幾乎是不存在我腦中的東西，而這個問題卻是非語文學障者的經典現象，對圖像的成像、學習、訊息處理有困難。

若你的孩子跟我一樣，先擁有了第一個診斷，然後再被老師或其他醫師懷疑有另外一個困難，那也不該逃避，而是應積極去瞭解，若醫師建議再做一次評估，請以開放的心態面對，因為正確的診斷，可以讓你在教養方面省力，你會更了解哪些是孩子有困難、無法做到的事，也可以比較早接受孩子有缺陷的地方，如此你和孩子的壓力都可以小一點。通常，先擁有第一個診斷的隔幾年才擁有第二個診斷的孩子並不少，特別當你的孩子是亞斯伯格（現在通稱為自閉症）或學習障礙的時候，這些診斷是會比「過動」這個現象更難也更晚發現。

## 診斷非語文學習障礙

在五專時期確診了我是 ADHD 之後，我一直非常努力地在改善自己的 ADHD。在藥物的幫助下，我的學習及生活方面的確都有顯著改善，專注力也獲得很好的控制。後來我離開護理的專業，轉至我喜歡的幼兒保育專業就讀，並且獲得相當好的入學成績。但即便如此，我還是覺得好像有些問題無法解決，例如：臉盲、抓不到重點、無法筆記、笨拙的書寫技巧（甚至影響我考試答題的品質），一堆我自己也解釋不出來

的怪現象，不斷地困擾著我。

在不知道這樣的落差是怎麼一回事之際，我看了一本學習障礙的教科書，其中一個章節提到「非語文學習障礙」（後面稱非語文學障），我覺得這上面的描述好像我。可是那時非語文學障在臺灣還是一個比較新的名詞，幾乎找不到相關資料，除了那本書的那個章節。剛好，那個章節的作者是楊坤堂教授，過去因楊教授在過動症的家長協會有提供協助，我有幸接受過楊教授幾次的諮詢，於是我再次請求諮詢，並列出我的自我觀察，以便和楊教授討論。

楊教授引見我認識一位在西區特教資源中心任教的沈老師，他幫助我做出鑒別診斷，診斷結果顯示：我應該有非語文學習障礙的問題。後來，沈老師也用了很多自己下班後的時間，提供我社交概念及學習上的指導。

這邊岔題說明一下，**何謂「非語文學習障礙」英文簡稱 NLD，是一種知覺及動作方面的學習障礙，生理缺陷假設是右腦有些神經細胞有損傷，常見的臨床表現包括觸知覺損傷、視知覺損傷、視覺記憶再生缺陷、動作明顯笨拙、時間感缺乏、大量訊息無法整合處理。影響到的可能層面包括書寫、美術、音樂、體育、一般的生活，最明顯的影響則在社交上的白目及情緒容易焦慮。**一般來說 NLD 通常會比其他學習障礙發現得晚。

*

回顧我從小到大，自我照顧能力嚴重低落（衣服穿不好、東西拿不穩、不會整理物品、不會綁鞋帶、扣鈕扣困難）、動作笨拙、社交知覺困難；甚至在音樂、美術、體育這些方面是完全不行的，時不時就吃個大丙（成績丙等或丁等）！最讓我難為情的是，我對人的面孔辨識度很差，常常記不住也認不得。記得我在二技一年級時，擔任社團社長都已經半年多，每週至少跟我的幹部見一次面，但我在社團以外的地方，還是很難認出這些應該要很熟悉的幹部，每當在校園碰到時，他們的臉孔對我猶如陌生人。由於這樣的困擾長期存在著，所以我已經發展出我的適應策略：只要有人叫我的名字或跟我打招呼，不論我認不認得，一律先回禮再說。因為我的熱情回禮，別人也不會察覺我不對勁，只是獨留我暗自困惑。

當我被鑑定確定是非語文學障時，我真得很開心！我鬆了一口氣，所有不對勁的感覺不是錯覺，而是我真的有這方面的困難。有了前面 ADHD 的經驗後，這次我顯得樂觀又積極。雖然學習障礙並沒有像 ADHD 這麼容易處理，因為沒有藥吃，但是我還是可以透過自我認識，來幫助我發展代償策略；事實上，在我人生裡也已經從無形中發展出許多代償策略，例如：用打字取替寫字、把字寫出來再進行修正、用裝蒜來掩示我不認得人的尷尬、用別人的聲音來判斷對方是誰、用文字理解和邏輯來替代圖像的記憶、用對話中的語言脈絡來取代有點不易理解的社會表情……其他跟非語文學障無關的困難，例如：記誦的障礙，我是透過實作推理，用理解力來取代記誦的；默寫還是會考不好，但是考選擇題的時候，我可是考試高手呢！代償能力的過程有時候很辛苦，也沒辦法像原來的能力這麼好用，但是我不停地改善，並透過大家的幫助，一樣可以發展出平順的生活及學習方式。現在我幾乎是自己的專家了，可以幫助自己在學習、生活、工作中來擬定合適的生存策略。

在這裡我要強調一件事，許多障礙可能都會有某些類似的行為表現，但是造成相同行為表現背後的因素卻大相逕庭，因此全面觀察孩子的優弱勢，並透過孩子的障礙來認識孩子，發展孩子特有的代償方式，這才是更加重要的。

＊

我經常覺得自己如謎一般，自己都不易看透，能力也很不一致，例如：我有超強的直覺，對一個人的性格、對方會說的話及會有什麼樣的行為模式，我有連自己都驚訝的預測準度。可是，我也很多的挫折，例如：口說頭頭是道的我，但若只給我一隻筆，那麼我的知識就毫無用武之地，全都鎖死在腦袋，完全寫不出來；我有很強的文字理解力，文字記憶力卻是無能為力；有些小事記得很清楚，可是生活點滴經常難以留下痕跡（後來，我才知道記憶力有分很多種、很多類、很多管道）；寫作方面可以文情並茂，有些人覺得我有寫作天分，但是寫報告就好像另一回事，總是難產；上臺演講時，我神采飛揚，充滿個人魅力，自認是個好的演講者，但私下與人互動，卻常常一句話也搭不上，甚至有點白目，不擅長社交……林林總總的不一致，常讓我困惑不已，但是慢慢的，我接受了這些不一致，我想若能力沒有落差，那就不是學習障礙了。再說，連一般人在不同的情況，也會有不同的「小我」出現，所以我這樣的現象，也用不著大驚小怪，只要接納與理解即可。

如果你的孩子跟我一樣，被自己的障礙搞得暈頭轉向，請同理他的困難、認識他的困難，並陪伴他度過這樣的心情；我們不需要指責，要教導孩子樂觀看待，鼓勵孩子往強項發展（方法可參考《別說我是懶孩子》一書，遠流出版）。其中要特別小心，千萬不要極端的說出學習無用、學校不懂你……這類的安慰話語，免得孩子在還無法分辨是非的狀況下，就先產生了拒學意識，別忘了我們的孩子還是生存在學校，他的學習問題、人際困難，往往嚴重打擊著他的同儕關係和自尊，做父母最重要的是不要批判（包括孩子和學校），只要接納孩子、鼓勵孩子，在家中做孩子的安全堡壘，用充滿愛的態度來疼惜你的孩子；有愛的孩子才有力量面對困難，也才能堅忍的走下去。慢慢的你會發現，孩子開始能接納不一致的自己，如同我一樣，可以健康的面對。

## 特教鑑定

五專四年級，我就立定要唸特殊教育的心志了。只是一個專科生，如何進入特教系呢？唸高中不可能，高四班也不可能，學科不是我的強項，所以，只有一條路，就是讀研究所。於是我開始準備，從五專一直到二技，終於來到了最後的時刻。但隨著報名的時間接近，我的心情也愈來愈糟，先不說我書唸得怎麼樣，光是書寫障礙還就像一團迷霧般的困著我呢！顯然的，我需要用「電腦考試」來調整，否則考上的希望很低。可是我要怎麼做才可以獲得電腦考試調整的資格呢？我尚未有任何的特教身分呀！

我把困難跟赤子心的前祕書長說明，希望能得到幫助，她幫我問了考試學校，學校表示沒有特教身分，就沒有考試調整。於是，協會聯絡了新竹教育大學的教授，向她尋問這件事（因我所屬學校位於桃園，桃園屬新竹教育大學輔導區）。新竹教育大學的教授聯絡了桃園縣特幼科及我的學校，表示要以臨時個案進行鑑定流程。

由於當時已經十二月了，考試是在隔年三月，時間迫在眉睫，而且各報考學校已經都完成報名手續，於是我們聯繫了我報考的新竹教育大學及臺北市立教育大學這兩所學校，通知我有考試調整的需求，現在正進行特教鑑定的流程，請學校保留考試調整的可能性。很感謝這兩所學校，樂意為我成就這個服務，保留了這個行政彈性。

透過了各方人馬的四處奔波與幫助，最後鑑輔會終於通過了我在情緒障礙部分的資格；但學習障礙的資格卻沒有通過，主因是我的學障評估結果還不到一年，欠缺介入觀察期，建議未來有需求隔年再進行鑑定，但附註「提供電腦考試調整」。哇，太棒了！有這個就行了，其他的都沒有關係。

趕在最後一刻，我獲取了鑑輔會證明。第一所學校 3/24 日考試，我 3/21 才拿到鑑輔會證明。後來，在兩所學校都提供電腦考試的調整下，我順利的完成了考試。最終考試結果：正取台北市立教育大學特教所，第一順位備取新竹教育大學特教所。

現在回想起來，如果當時我沒考上特教研究所，我想這輩子也就再沒有機會了。因為情緒障礙的身分只能使用一年，沒有學籍的人就沒有資格申請特教鑑定，我算是很幸運！所以，我期待有一天，對於學障的成人來說，當他們有進修的想法，卻苦於在幼年時未有特教鑑定，也可以有管道帶來進修的契機。

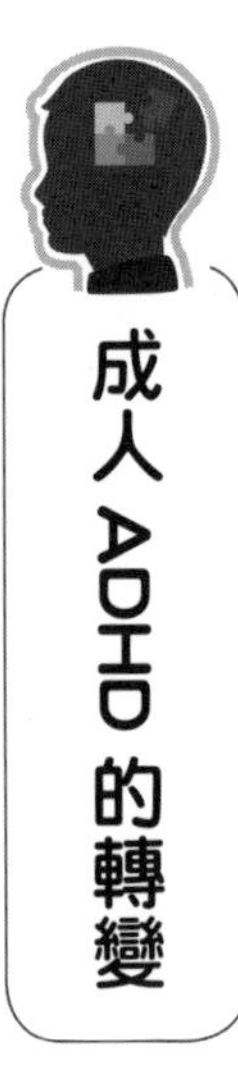

# 成人 ADHD 的轉變

看到這裡，你一定覺得我的診斷都差不多結束了吧！並沒有。當我開始出社會工作時，因緣際會的，我又被診斷出我可能也同時有DCD（發展性協調障礙）的問題……

## DCD 的診斷與治療介入

從我開始工作之後，我為了自己在細部動作的處理能力不協調而感到困窘，我非常害怕被人發現自己的笨拙。有一次我在綁東西，同事看我有困難，用眼神示意想要幫我，我的自尊心立刻就受傷了，想盡辦法就是要自己來；再加上我走路總是跌跌撞撞，肩頸又長期疼痛，這些生活點滴不便的狀況，我想我該尋求治療師們的幫助了。

剛好在工作上有機會接觸到不同的專業治療師，我和他們做了一些討論，物理治療師和職能治療師不約而同的表示：我應該是有DCD（發展性協調障礙）。DCD除

了有動作想像、計劃、學習、執行方面的障礙，有 1/3 的人還會併有視知覺的缺陷，而且障礙是終身性的。雖然透過治療訓練可以減緩症狀，讓我們學會日常需要的動作技能，但一遇到新的動作時，則需要再次尋求治療師的訓練與幫助。後來我跟特教系的教授提起這件事，她卻一臉理所當然的說：「你本來就是 DCD 啊！」當下我頭頂有烏鴉飛過……原來所有的人都認為我有 DCD，就只有我沒自覺。

二技的兼任老師鼓勵我接受手功能和感統的介入，因為感統不改善，動作也很難進步；每天身體一直這樣的前後搖晃，經常無法控制的過度用力，也導致我常常在公眾場合製造巨響，這不僅讓我尷尬，也帶給我社交壓力；另外聽敏感和觸敏感，也帶給我日常生活上相當大的痛苦，甚至因為一直在感官刺激過量的壓力中，讓我產生了焦慮感。

三十三歲的我，才開始人生的第一次接受職能評估與物理治療。評估結果顯示：協調發展大約在八九歲，平衡只有五歲兩個月，視知覺約十歲水平，肌肉張力也比一般人低，核心與背肌又缺乏訓練，所以坐站都是問題；長期下來也造成了斜肩和骨盆傾斜，導致嚴重的肩頸痛；手部小肌肉分化沒完全，操作物品時，所有指頭都是一起工作的概念，而且常常亂用力，也亂用肌肉，難怪我不管做手功能訓練或是做物理訓練，經常發生治療師預期練的是A肌肉，結果我卻抱怨B肌肉好累，原來我根本就用錯肌肉了。

諸如此類的事件不勝枚舉，例如：職能師讓我用前三指揉黏土，我卻告訴治療師我小指下方的手腕抽筋；讓我畫圖，我說肘關節酸痛；甚至有次在學用美工刀，我用盡全力在割紙，結果紙只出現被刀劃過的痕跡，完全沒割破。最嚴重的問題是，我有很多時候手指常動彈不得，例如：不會拿筷子，光學「拿」，我練了兩個多月；然後讓筷子能動，又練了兩週。

有一次，我跟職能師抱怨，我畫簡筆畫有困難，手都不聽我的，但看成品又勉強還可以。於是職能師看我的畫，他發現了問題癥結：原來我運筆時是用手腕和手臂（用大肌肉運筆，這是幼兒畫畫時的表現），我的手指根本動不了，難怪我無法操控筆，畫不出滑順的圓形及弧度。我努力的模仿職能師操作我的手，卻看不出我們的差別在哪裡，只知道她一直跟我說「不對」。幾經觀察，終於找到肌肉使用的方法，但這時又發現，畫圓可以，畫撇時，我的手指卻怎麼都動不了，撇不出去；甚至我只會綁右腳的鞋帶，左腳卻怎麼都無法綁好……這些生活的點點滴滴，後來才知道，是因為我有輕微的「身體跨中線困難」所致，於是治療開始介入。

## 復健治療

我的職能師很用心的在做治療觀察，也總是能給我回饋，讓我知道我的身體哪裡做錯了、哪裡用太多力了，也努力拆解我學不會的動作。雖然不管是在上手功能課或感統課程時，她總是一直說「好可怕」；她覺得我拿刀好可怕，我在拿刀的時候總時不時的會突然用力，讓我的刀子打滑，感覺隨時會弄傷自己；她覺得我在攀岩牆上的時候好可怕，因為我常常是用「撞上牆」的方式；她覺得我在闖障礙關卡時好可怕，因為我常動作表現異常，從懸吊系統上重重的摔下來……我的物理治療師也常說我，沒力的肌群很沒力，有力的肌群卻不會用，所以，他也教我沒力的肌群要怎麼做肌力訓練，有力的肌群如何在動作中正確使用。另外，我經常不知道自己的身體在哪裡，感覺不到自己整個人是斜的，甚至連讓我看著鏡子都未必有辦法糾正，因為我的視知覺過慢，讓我完全看不出自己的頭是不是放在中間線、兩邊肩膀是不是平的。

在治療的這半年，每週一堂物理、三堂職能，周而復始，我開玩笑說，是要把小時候沒跑的早療都重新補回來。雖然，做治療很辛苦，尤其物理治療真的很累，因為有太多的肌力訓練；做感統也很累，因為有大量的動作挑戰；做手功能也不容易，但每次看自己又多會了一件一般人都會的事情時，我真得很開心；看到自己的進步、改善，而且更認識自己的身體需要，學會自我照顧……這些改變都會讓我覺得很值得。

我覺得療育愈早開始愈好，特別是幼兒的腦袋神經元的連結速度會是六歲後的好幾倍，這也是為何早療必需受到重視。孩子一生還很長，如果小時候（哪怕是國中、國小）治療就開始介入，有很多的困難是可以避免的。最近想起小時候拿筆寫字的痛苦經驗，那讓我自卑的字體，還有因為一直跌跌撞撞，身體上無數的黑青與疤痕，以及反覆發生的疼痛感，我都會希望若是我小時候就能接受療育就好了。如果以前就學會了運筆、握筆，知道我是因為低張，手沒有力氣，這些會不會對我有幫助？如果從小就讓我學會了用指尖拿東西，我是不是可以減少很多手眼協調上的挫折？甚至我也不會那麼害怕綁鞋帶這件事了。當然大腦一直都具備可塑性，只要願意開始，身體一直都有復原力，也可以學習，只是生命會經歷太多不必要的受傷、別人的取笑以及自卑感。

一般學齡前，如果懷疑孩子發展遲緩，就應當盡快掛小兒復健科，安排聯合評估；若確定有任何方面發展遲緩，醫生就會給發展遲緩的證明，供家長可以排復健課程，

健保給付，也可以到社會局申請療育交通補助；讀公幼也可以享有特教巡迴服務。

若是國小才發現孩子有感統或其他發展較慢的問題，醫院和診所也可以提供健保復健；但如果過了十二歲之後，需要這類的復健就只能自費了。

目前台灣的醫療環境，健保的復健課程一次只有三十分鐘，若孩子因哭鬧太嚴重而無法配合，會導致治療時間太短，甚至因無法治療而退回。特別醫院的療育課資源不足，常常排課的人很多，治療次數也因為排隊的人過多而有次數限制，所以若家長的經濟條件許可，建議尋找有做兒童的復健診所或治療師、復健醫師做自費復健，一般時間大約是一個小時，時間長一點，治療師也更能專注於個案。

## 重遇利他能

讀研究所一年級時，我停了吃了五年的利他能，本來以為一輩子不會再和利他能打交道了，誰知人生停了十年藥後，因為前陣子壓力太大，再回診身心科，醫生主張我除了吃抗鬱藥外，還應該再加上利他能，而且是長期使用。這個建議對我的衝擊太大了！我一直覺得我把自己處理的很好啊，工作穩定，生活也還可以，我覺得自己的殘留特質很少啊！於是我再去找我信任的名醫尋求第二意見。當那位名醫聽完我的陳述後，她也支持第一位醫師的醫囑，她感覺到我還是有些特質存在，而且如果我覺得整理房間很難，就表示我的前額葉功能還是比較弱，用藥可以幫助我的大腦發揮比較好的效能，我也可以不用總是太費力，而且我感覺到我還是比較急躁的，用藥可以幫助我整個人更加的平穩。

我的身心科醫生說，抗鬱劑只是治療憂鬱問題，吃一年也只是把憂鬱治好，避免它太快復發，但積極的治療應該要加入利他能，除了可以減少因眼高手低或做不好事情所帶來的挫敗感外，當我腦部整體細胞比較活躍，執行功能可以發揮的比較好，大腦工作起來也會比較省力；但如果大腦效能不好，一直靠自己硬撐，不僅會讓自己壓力過大，也很容易陷入憂鬱當中。醫生還說，不要覺得吃藥就是有病！完全不是這個概念，不過就是一個輔具而已。想一想，與其消極的長期使用抗鬱劑來預防憂鬱發作或惡化，還不如使用利他能比較積極，因為精神病或身心症若履次發作，對人腦的損害通常是一次比一次嚴重。以健康的角度來看，盡量避免憂鬱的再發作才是正確的方向。除了正確的用藥計劃以外，規律運動、健康飲食、壓力控管與釋放，也都是預防憂鬱的重要關鍵。

## 建議與提醒

以上，我將我在醫療及特教鑑定的過程都做了詳細的描述，希望對你會有幫助。最後，給你一個建議，不管是為了醫療及教育都好，平日要做好完整的記錄及完整的資料收集，包括做過哪些測驗、測驗所填過的表格、過去寫過的一些育兒記錄、孩子的用藥史、孩子學校的聯絡本、作業本、IEP（個別化教育計劃）及教育鑑定資料，自己最好都備留一份，你永遠不知道什麼時候會用上。

當我在鑑定時，我有個很深刻的感覺，有很多地方我都要自己列出佐證，例如：如何證明我情緒有問題，要提出我接受輔導歷程的證據；如何證明我有學習障礙，要提出我不同的寫字樣本及我的學障鑑定報告；要證明我有 ADHD，需要提供醫療記錄及醫療診斷；我還附上我所做過的每一次心理測驗報告。就醫也是一樣的，你要持續將孩子的發展歷程提供給醫生，醫生也才能做出準確的判斷，學校聯絡本、作業本、孩子的發展史都是很重要的資訊。現在國內的特教鑑定發展愈來愈完整，特別在國小、國中階段，幾乎老師們主動就會做好一切資料的收集，但對於高中生及大學生來說，還是要靠家長主動提供資料。目前高中、大學的鑑定都還在發展中，我相信制度的完善是指日可待的，因為我一直有看見政府努力的痕跡。

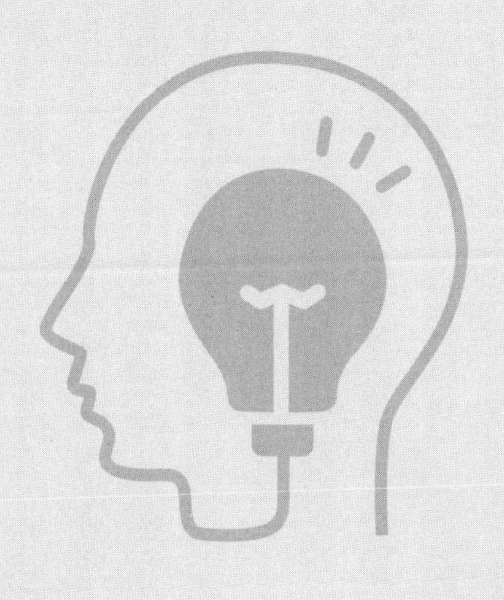

第三章

# ADHD 行為特質

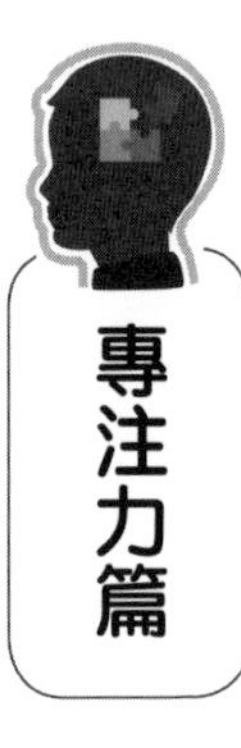

# 專注力篇

專注力有好幾個面向，包括了：集中力（抵制分心的能力）、啟動力、專注轉移的能力（能不能在工作間轉換）、持續專注力（持久力）。ADHD 經常在以上的專注力需求上，都會遇到困難，本章節就專注力的問題分享我自身的經驗，以及父母該如何陪伴孩子練習集中專注力。

## 專注力不佳

### （一）無法專心的小雷達

在我五專三年級，我發現自己有個問題：上課時，只要有人從走廊經過，就會吸引我的注意，我會目不轉睛地一直看著他，我完全沒有辦法控制這樣的分心狀況。

說到專注，我的專注力是非常容易分散的，任何一點突如其來的聲響，都可以中

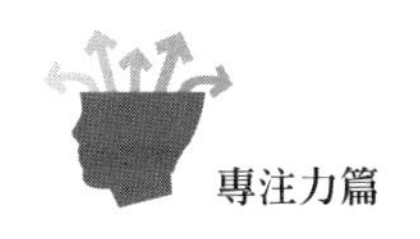


斷或讓我忘記我正在進行的主要活動，例如：前面我舉的上課的例子，或是我在演講時，些微影響都會讓我腦袋突然地放空，我就像一個小雷達似的，隨時接收四面八方來的訊息。

## 給父母的話

您的孩子是不是也像我一樣呢？在我接觸的個案中，許多孩子在日常生活與學習上也是同樣的情況，我常聽家長抱怨：「我要孩子去寫作業，可是十分鐘後，他還在客廳看課外書；我再提醒他去寫作業，過了十分鐘，他竟在客廳玩起卡片來了。」這樣的現象並非孩子刻意的不聽話，而是分心的緣故。孩子聽見去寫作業，他也的確往房間走準備寫作業，但可能在前往房間的路上，看到了一本課外書，於是忘記了自己要寫作業的任務，反而看起書來了，直到媽媽的指令再出現，他才又繼續往房間走，最後又被卡片分心。

若想要解決這個問題，最好的方式，就是媽媽親眼確認孩子坐到書桌前開始寫作業。另外，寫作業的環境最好單純化，不然若孩子抬起頭來看見玩具，他就會開始玩玩具；看見彩色筆，他就會開始畫畫……愈小的孩子抵抗環境刺激的能力就愈差，也愈容易分心，但隨著父母經常的提醒，並幫助孩子知道自己有「容易分心」的毛病，那麼孩子愈大，這樣的情況就能有所改善。

現在的我，還是會因其他的聲響讓自己分心，但我已有足夠的能力讓自己立刻回神，繼續進行原本的工作。分心不是太大的問題，但最重要的是，孩子能很快的回到任務中，而這個是需要透過大人不斷地提醒與練習才能做到的。

**應對之策：**

- 和孩子玩「不受影響」的遊戲，例如：讓孩子畫畫塗顏色、拼圖，然後跟孩子說：「我會在旁邊干擾你，你若是能不看我，不受我影響，你就贏了。」（可以試著給點小獎勵，例如：請孩子吃點心、看電視十分鐘……）
- 陪孩子寫作業，若孩子因聲音分心了，可以用簡單的話反映孩子所聽見的，幫助孩子盡快回到原來的任務上，例如：孩子聽到門開了的聲音，父母可以說：「門被風吹開了，我們繼續寫作業吧！」
- 當孩子又分心了，但卻能快速找回注意力，可以在孩子完成任務後或休息時

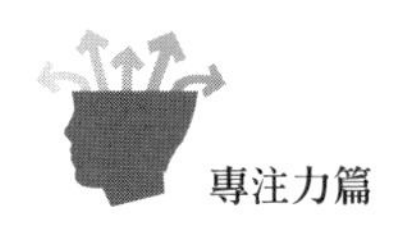



間，讚美孩子剛剛的表現，例如：「剛剛你能很快的回到任務裡，真是很不簡單呀！」

（二）啟動困難的專注力

我是一個很難安靜下來的人。從小不管要寫作業、讀書，我總是很難開始，總要四處閒晃很久，也許是一個小時，也許是三個小時，才能開始專注做我該做的事。當然，我也常因此被處罰，因為一直拖時間，所以不論是學習或作業，常常很難順利完成。這樣的狀況也讓我很焦慮，我不是不想讀書，我只是無法立即啟動專注的開關。最後，還是靠服藥才解決這個問題，當藥物開始作用，我也就能開始好好專心學習，直到藥效過去。

給父母的話

許多的 ADHD 都有啟動困難的問題，藥物的確在這樣的事上可以幫上大忙。其他像是讓孩子先運動一段時間、讓孩子聽他覺得能讓他安靜下來的音樂，或者就是讓孩子先走動一段時間，讓孩子慢慢獲得沉靜，這都是解決的辦法。

### （三）專注力轉移困難

前面提到，我平時的專注力就很容易分散，但奇怪的是，一旦我好不容易專心投入在一件事情上，就又沒辦法順利地將專注力轉移至下一個活動，會滿腦子都還在想前一件事情。

我記得有一次在研究所上課，上一堂課我們討論了數學的教學方式，瞬間我腦袋的創意因數學教學被啟動了，滿腦子想的都是各種教小孩的方式；到了下一堂課，老師要看影片，我整個人還是停留在上一堂的教學討論裡，不停地振筆疾書，一直到老師關了燈，我無法寫字了，才被迫中斷活動，才能夠開始投入看影片。

### 給父母的話

ADHD 的孩子雖然不容易專注，可是當他們一旦專注起來，往往有超乎常人的專注力，甚至因此而廢寢忘食，停都停不下來。這時候，若有什麼指令進來，他們也無

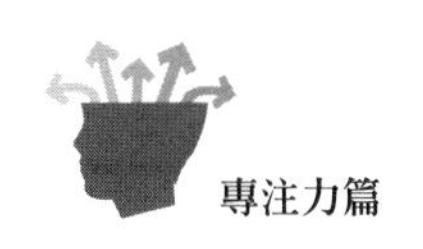


法接收；非要他們轉換的話，通常會產生很大的情緒反彈。我常常因為正在專心讀書，被家人一打斷（可能只是問我一句話），我就會瞬間情緒失控、抓狂大叫，因此也經常被誤以為是任性而遭斥責；等事情過後，我也會覺得自己實在誇張，不該有這樣大的反應。其實，心理學的理論也提到：當人太專心投入前一個活動時，就會出現注意力轉移的困難，很難順利進到下一個活動去。

**應對之策：**

- 父母可提前提醒時間快要到了，並給孩子一段緩衝時間；或是也可以試著用環境控制來中斷，例如：請孩子去喝杯水、吃餅乾，或像我的老師突然關了電燈，我就無法繼續我原來的活動。特別提醒：千萬不要「強行」中斷，像是強行電腦關機，有的孩子會因為活動被強行中斷，而情緒失控爆發。
- 觀察孩子活動的節奏，例如：當孩子在打遊戲的時候，要他關電腦的時機最好是在孩子已經破關、生命值用盡，或網路遊戲一局終結。關電視的時間，則以節目播出到一段落，再介入關電視。同樣的要孩子修改作業，最好利用孩子寫完一個科目後的那個片刻，避免孩子因注意力轉移困難，而產生更多情緒的問題。

- 孩子在做事或玩耍中，儘量不要下指令，因為即便孩子回答你了，他也不見得真的聽明白你的話或是你要求什麼，因為孩子沒有辦法再分配注意力出來聽你說話，回答純屬反射動作，並沒有通過意識處理，孩子自然沒有能力記住和執行。所以交代孩子事情，確保孩子有足夠注意力「聽」是非常重要的，如果不得已非說不可，請留個字條在孩子的桌上或孩子可以看見的地方，孩子才能夠確實知道你要他做什麼或執行什麼任務。

（四）短暫的集中力

當我好不容易能夠專注下來之後，還有一個問題也很讓我困擾，就是我專注力的集中時間都偏短，我沒有辦法長時間奮戰一件事（用藥時間除外），所以我必需在集中力偏短的時效內快速學習；我閱讀比一般人快，甚至到了速讀的層次，但我需要休息的時間比別人長。於是我在學習方面就會盡可能配合自己的特性，讓自己能達到最有效率的學習。

許多的 ADHD 都有集中力短暫的問題，不是魂不守舍、東張西望、坐立難安，就

是腦子裡天馬行空、魂飛象外。

記得小學上課，我經常沉浸在與自己筆戰及跟自己玩紙遊戲的世界裡，幾乎沒有印象有認真上課的時候。到了五專、二技，我也很少上課，即使去了學校，也不知在幹什麼，經常是讀自己的書，寫自己腦海裡想的。所幸，我二技的成績常常名列前茅，所以老師也很少唸我。我承認，當時是因為覺得上課太無聊，所以才會做或想其他事情，又因為轉移注意力的困難，才會陷在自己的世界裡。我一直到研究所才學會全神貫注的上課。

在五專時，我曾多次立志要好好上課，但因受到注意力缺陷的影響，總是撐不到一分鐘就又魂飛象外，一試再試的挫敗，真是一段非常沮喪的過程。有一次，實在感到很挫折，我還很有感地寫下一首詩：

**在那異次元的世界**

不見了

不見了！不見了！

我的心不見了！
你到何處去了呢？
為什麼你棄我不顧？
我的魂飛躍雲霄，進入了不知的世界；
我的人被禁錮，陷在黑暗的詛咒，
全身的鎖鏈，
我無從掙脫！

## 給老師的話

建議班上有 ADHD 孩子的老師，要用特別的方式來協助孩子重新抓回、集中注意力。在理論上，我們說突發的、新鮮的、有趣的、運動的、強度大的，或讓孩子感興趣的事，皆容易引起他們的注意，例如：在上課時，可以多運用突然的聲音或聲調的變化，像是裝怪聲音、讓孩子唸一小段課文或題目、運用動手操作的教材；甚至突然叫孩子名字、微笑看著他……都有助於 ADHD 孩子注意力的重新集中。但請千萬注意：你的目的是要協助孩子抓回注意力，並不是要羞辱孩子。當孩子在被你要求做某

件事，或是你請孩子回答問題時，他有可能因為正在做白日夢或被其他事物吸引，只聽見你叫了他的名字，但並沒有接收到你要他做什麼的指令，所以請耐心地重覆兩三次指令，讓孩子可以清楚理解。

另外，也可以在孩子的桌上貼一些提示語，或是約定符號（但要讓孩子清楚了解其代表的意義），例如：笑臉符號，當孩子分心時，老師可以在不中斷授課的狀態下，走到孩子的桌前，用手指著笑臉，使孩子得到提醒並能立刻重新集中注意力。使用約定符號的好處是，其他小朋友看不懂其中涵意，不會有貼標籤問題，孩子也不會覺得面子受損。

**應對之策：**

- 專注力的問題是ADHD的核心症狀，長時間下來，我自有一套方法應對。我會把時間拆成一小段一小段，用最短的時間進行單元性的學習；而這種方法確實讓我在經常魂不守舍的狀態中，仍然可以維持有效學習。當然，藥物的確可以使這個問題得到澈底的解決，尤其對於一些思緒動不動就會飄走、想東想西做白日夢的孩子，藥物也能有效的防止白日夢的發生，使其能專注學習，像我的室友就是這個狀態的受益者。

- 由於白日夢發生在大腦內部的注意力分散，較難透過外在策略有效喚醒，但適度的聲響，例如：計時器的聲音，能有效中斷白日夢，讓他們拉回到任務中。所以父母們可以藉由設定計時器的方式，讓孩子進行高壓但有趣的訓練，例如：強迫孩子一分鐘內要不斷的中斷寫作業再拉回作業裡的方式；或是讓孩子一邊唸書，一邊把內容說出來或畫出來，透過這樣強迫的練習方式，減少白日夢帶來的問題。

## 健忘

我的記性不太好，不但背書背不起來，別人要我轉告的事，我也總記不住。例如：以前住在宿舍，有時寢室只有我一個人在，若幹部來宣達事情，我經常會忘記轉告其他室友；有時候根本不記得有發生這些事，所以我經常被室友抱怨。還有一次，我擔任班級幹部，被通知放學後要去開會，明明在最後一節上課前還自我提醒：「放學要去開會。」結果，放學時，我完全忘得一乾二淨，一直到晚上八點我才想起來，但已

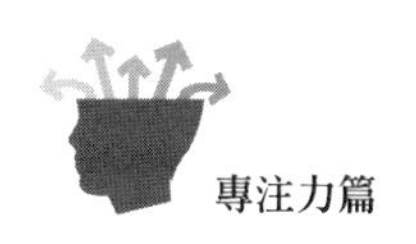



經來不及了。

甚至，有時我要去買東西，一走到商店，已經不記得要買什麼。曾經我想買一捆膠帶，來來去去許多趟，最終膠帶還是沒買回來。（如果你有初老的症狀，相信一定很能同理我的處境。）諸如此類這樣「健忘」的事，不僅造成生活困擾，也是一個不小的打擊呀！

**應對之策：**

- 請身邊的人（家人或好友）提醒，透過他人的提醒，也能有效改善忘性。
- 立即記錄：當時我是隨身攜帶小筆記本和筆，就插在制服胸前的口袋裡，讓我隨時可以記下必需要記得的事；每晚睡覺前也把明天要辦的事，按時間序，列表在小筆記本的空白頁，方便我每節下課可以隨時查看。現在有了智慧型手機後就更加方便，我可以把這些事隨時記錄在手機裡，記事本還有提醒功能，就更不容易忘記事情了。

## 迷糊

從小我就非常迷糊，從上小學開始，我的文具幾乎是沒有一天能跟我安全回家的，所以我們家的文具，都是一打一打的買。小六的時候，我爸爸形容我：「丟掉的文具可以從宜蘭一路排到臺北，再排回宜蘭。」可見我掉東西的問題有多嚴重。

上國中開始，我騎自行車上下學，同樣也無法保管鑰匙，經常我必需走路回家拿備用鑰匙，再走回學校打開我自行車的鎖，一個月打五六只備份鑰匙一點都不奇怪！健保卡也是，可以一年掉四五張；最誇張的是，我在三年的時間裡，一共掉了十三張的提款卡，爸爸告訴我，我創下宜蘭郵局補辦提款卡的最高記錄。

上了五專就更加淒慘！因為我讀的是寄宿學校，每天光要找我的鑰匙、餐卡、手機、錢包，大概就要花掉我兩個小時的時間，常常好不容易找到了一樣，為了要找下一樣東西，本來找到的東西又不見了！住宿的第一年，幾乎都在這樣的迷糊輪迴中度過，因此同學常笑我：「不是少根筋，而是只剩一條中樞神經。」

對於我的迷糊，我非常沮喪，到後來只要我掉東西，就會憂鬱發作。我實在不明

白，為什麼我的東西都會自己長腳？很多人都要我回想看看東西放在哪裡？偏偏我的腦袋是一片空白，一點印象也沒有，我甚至不太記得我有沒有碰過那樣東西，即便我可能早上才摸過它。我常開玩笑說，我腦袋根本就是黑洞來著，只要東西進去了，連影子都會找不到。

如果你家裡有ADHD的孩子，你肯定知道我在說什麼。許多的ADHD甚至連自己有沒有吃過飯、洗過澡都沒有印象，更何況是身外之物，要怎麼去記得它們的位置，我們又不是GPS，東西們也沒有裝GPS……可想而知，「生活」對我們有多困難了吧！

這惱人的問題，到了五專三年級終於有了改善的契機。

我實在受不了這樣的混亂感了，於是我開始強迫自己，要習慣把東西放在固定位置，例如：鑰匙、錢包、手機、學生證，回到家就丟到書桌的小籃子，這樣我出門時，從小籃子裡面抓出它們就好了。後背書包的兩側各有一個置物袋，固定水壺放在一側，雨傘放另一側。要出門時，長褲的右邊口袋放手機，左邊口袋放鑰匙和學生證，後面的口袋則放錢包，每一次都要確認三個口袋是否都帶齊東西了才出門。《心智地圖》的作者李文醫生也在著作中介紹過同樣的方法，他稱為「門檢查」，意思就是遇到門就檢查。經過這樣的固定物品訓練，迷糊的症狀有了相當程度的改善，雖然無法完全杜絕，但頻率減少許多許多。

這個方法，我一直延用至今，每次買個新背包，我就會定義每一格袋子應該要放什麼東西。現在我成人了，大部分的時間我已經可以找到我的東西，即使換了新環境，會陷入短暫的混亂，但只要再重新習慣之後，又可以很快地穩定下來。

**應對之策：**

要習慣井然有序這件事，有一些訣竅：

- 剛開始訓練時，只要先固定一樣東西就好，習慣了（指不用在思考東西要放哪裡，而是順手就可以放進去的程度），再開始固定另一樣。
- 固定的位置要以使用者方便為原則，我想你一定理解，當覺得拿東西或放東西不方便，就會開始亂放，那這套系統永遠都不可能有效！所以 ADHD 自身或是父母們要跟你的孩子一起不斷嘗試最好的方法，而不是只有父母單方面在要求。
- 如果實施了一段時間，還是常常找不到東西，那表示目前放東西的系統還是

不夠方便，所以才會仍時常亂放，那就要改善系統，重新嘗試找到最適合的方便位置。

- 原本用得好好的系統，突然大混亂，沒關係，只要再重新開始習慣與適應就好，隨時都要有重新開始的準備。

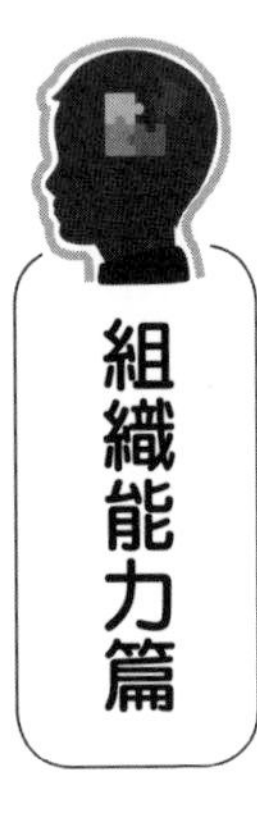

# 組織能力篇

組織力不佳，是ADHD們都會遇到的問題，其實也屬於不專注中的一個子症狀，通常推測是因為執行功能缺陷所致。這個問題的影響層面很廣，從常見的無法整理東西，一團混亂的生活，到無法順利表達自己的想法，或在造句及作文上的障礙，以及做事無法周全思考，導致看起來像衝動的行為。實際上，衝動的行為指的是能想到也知道怎麼做，只是行事時思慮不周全；但跟完全沒有想到和組織力不佳，而導致不知該怎麼做事，完全是兩件事。以下，我要分享組織力不佳的一系列問題及可以幫助孩子的方法。

## 組織力不佳

### （一）不會做整理

在我五專三年級時，因宿舍房間及書桌亂得像戰場一樣，我一個朋友看不下去了，

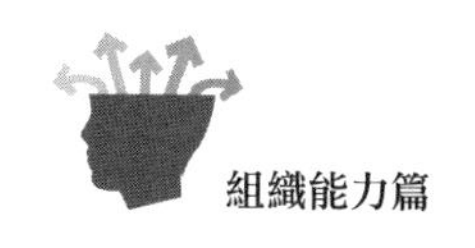


便督促我收拾整理。我望著桌上那成堆的書山，一點都不知道該從何下手。終於，我開始動作了，我把左邊的書山，疊到右邊去，然後又把右邊的書山搬回左邊，就這樣搬來搬去移動了二十多分鐘後，我朋友看不下去了，她問我：「妳在幹嘛？」我回答：「整理書桌啊！」我的朋友又驚訝又好笑！最後，還是她幫我整理了書桌。

從小我就不會整理東西，也沒有學習、訓練過，所以書桌亂、房間不整齊，早就不是一兩天的事。小時候，就因為抽屜塞滿了紙，有時還有垃圾，而被同學排斥、被老師嘲笑；也常因為書包太亂、書本破破爛爛、文具在書包裡到處滾，被爸爸處罰。即便遭遇這些，也無法讓我有整齊的概念；甚至到了五專、二技，我也沒有隨著年齡增長而有顯著的進步，應該說我根本就沒有能力自己做好這件事。

我印象很深刻，在我唸研究所的時候，我的指導教授對我進行的第一堂個別指導課，不是教我怎麼讀書、怎麼做摘要，而是教我怎麼整理筆電中所有的資料；教我為它們建個家，然後分類，讓我可以容易索引我的檔案。由此可知，我的整理能力有多糟糕。

**應對之策：**

- 幫助孩子進行物品分類，由大分類著眼，不要分類得太細。
- 教導並養成孩子東西要放固定地方的習慣。
- 給每類物品一個家，並貼上相應的標籤，提高辨識度。
- 製作物品的擺放地圖，可以用拍照的方式，將照片一一放入檔案夾，或製做成指引手冊。
- 讓孩子自己按照指引，將物品送回家。
- 有新物品時，讓孩子嘗試判斷是哪類的物品，並將它們歸位。
- 若物品開始混亂，就拿個箱子先通通裝在一起，再一次拿幾樣出來，讓孩子一一把它們送回家。通通裝起來是為了減少干擾，一樣一樣拿出來是幫孩子化零為整。
- 如果是房間天下大亂了，就將房間切割成幾個區塊，從一個角落開始，搭配前一項策略來執行整理，同樣化零為整。
- 如果孩子有很多文件，或電腦上有一堆的檔案，依循上述法則，分門別類成不同的檔案夾，每個檔案夾再視情況開次檔案夾，然後把文件一一丟進去。

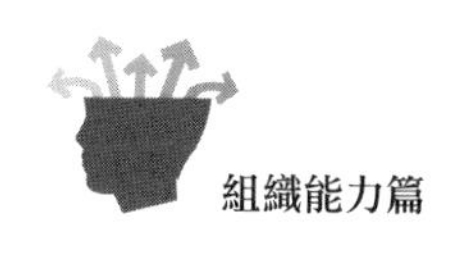


- 至於書包的部分，建議讓孩子每天都重新整理一次。可以設立一個特別的資料夾，讓孩子可以在時間較緊迫的狀況下，先把東西都丟進去，待時間充裕時，再督促孩子整理。一次只給孩子一樣東西，讓孩子判斷該怎麼處理、放置，慢慢的孩子就能建立自己整理物品的能力了。

以上的過程是要經過練習的，雖然我至今還是會有點亂，但已經是可以控制的狀態，至少我辦公室的桌子、電腦的檔案都有一定的秩序，即便亂了，也都可以很快的整理好。而房間因屬長年戰場，比較難處理，可是每當我出去外宿，我可都是一直保持的整整齊齊，一方面，東西不多好整理；二方面，在外面住通常時間充裕，也有足夠的警覺心要隨時收整。總之，在外面的時候，有時我還有點不像ADHD呢！而這都要歸功於我花了很長的時間來訓練自己。

若是跟著本篇的訓練方式，再配合「健忘篇」中所提到的策略，效果就會更加倍了，可以試一試喔！

## (二)做事缺乏組織力

有時候我做事會缺乏組織力,明明應該按一、二、三的步驟依序做下來,我偏偏先做二,再做一,然後是三,不僅耗時費力,有時還會造成進退兩難的局面,必需從頭來過。

有一次因為辦活動需要找兩首歌,於是我上網先把歌詞下載下來、印出來,接著才去找相對應歌詞的 MP3。因為這首歌是翻譯歌,有好幾種版本,不同的歌手唱出來的內容都有點出入,但我已經先把需要用的歌詞份數都印好了,若因此全部作廢又太浪費。於是,為了找一個合適的曲風及完全一樣的歌詞,我花了很長的時間,最終也沒能找到百分之百一樣的歌詞,我只好將所有列印好的歌詞自己一份一份的動手修改。

之後自我檢討才發現,我的順序應該是先找好歌曲的 MP3,再把歌詞印出來。就因為太衝動,沒有事先規劃好,以致順序錯誤,反而讓我花了更多時間來彌補錯誤。

有人說這是執行功能缺陷,ADHD 的孩子經常有這樣的問題,就是缺乏做事的組織力,想到什麼就做什麼,沒有規劃也沒有次序。除了是因為經驗不夠、不會思前想後、思考的角度都不夠廣之外,衝動也是很大的原因。後來,經過自我訓練,我現在

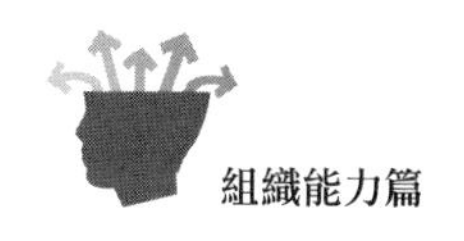


的組織力強化很多了，雖偶爾仍會發生，通常也都是因為人來瘋的衝動所致。

**應對之策：**

時時機會教育，學習多面向思考，例如：為什麼紅燈不能過馬路？過馬路會發生什麼事？衝向車子又會發生什麼事？讓孩子能學會做事情要思前想後。

除了利用生活事件來教育之外，繪本也是不錯的方式，藉由說故事的方式引導，例如：請孩子預測故事的發展，或是接下來會發生什麼事情……都能加強孩子學習遇事不衝動，能有更多思考的能力。

父母可以試著這麼做：

- 陪孩子一起做計劃，幫助他了解做事情該有的順序。從簡單的事情，例如：早上起來後要先刷牙、洗臉，還是吃早餐、換衣服的順序；家電使用的步驟……再進階到複雜的事，例如：規劃小型家庭旅遊、採買物品、招待朋友到家裡玩……經常練習不同的事，熟悉做各樣事情的順序，也有助於孩子發展合理且有效率的順序的概念。

- 教孩子使用檢核表，透過檢核表的自我檢核，除幫助孩子提高事情的完成度之外，還可以幫孩子發展出良好的組織力。檢核表初期可以父母幫忙一起製作，慢慢地讓孩子上手；檢核事項從簡單的三項開始發展，待孩子熟悉後，再開始加量。若是父母不知該如何進行，在這裡建議也可以用讓孩子看卡通的方式來學習。迪士尼曾有一部卡通「特務歐寶」，其主軸就在教導孩子如何解決簡單的生活問題，例如：綁鞋帶、收東西、刷牙……這些一般的生活技能，每次會列出三項檢核事項，然後卡通中的孩子就會一一的完成，孩子在有趣的耳濡目染中，通常學習效果甚佳。
- 帶孩子做大量不同性質的事情，接觸愈多，經驗愈多，能思考的參考值也愈多，就愈容易發展做事的順序及完善的組織力。就我的經驗，因為過去在社團及義工做得多，影響後來辦活動對我來說，就如同家常便飯一樣地容易，也帶給我在工作方面很大的幫助。
- 讓孩子確實明白自己有人來瘋的特質，以便能時時提醒自己並自我控制，減

少失控的機率發生。（有關「人來瘋」的有效控制方式，會在後面的章節分享。）

- 教導孩子接納犯錯的同時，也讓孩子學習收拾殘局。在不責備的狀態下，讓孩子既學會為自己負責，也因為自己善後而加深印象，不僅能避免錯誤重複的發生，也能讓孩子更有自信。

（三）說話、寫作沒有條理

文字對我而言是一氣呵成的東西，所以我很少在說話及寫作這方面有問題。但我知道這是多數 ADHD 的罩門，所以我還是就主題分享一些我的看法。

ADHD 之所在說話及寫作上沒有條理、缺乏組織能力，這跟思考方式有很大的關係。一方面 ADHD 通常是圖像式的思考者，另一方面，也受孩子執行力不彰的影響；或者也有可能因其無框架的想像力所致。ADHD 說話或寫作，很容易就天馬行空，或是沒頭沒尾讓人聽不懂，這也是許多家長的煩惱。

**應對之策：**

- 當孩子說話又倒裝句的時候，家長可以幫助孩子把話重新正確地說一遍，讓孩子從中學習。
- 若孩子開始說話又沒頭沒尾的，或是句子太簡短，請耐心地從他說的那句話開始向前問或向後問，例如：你說好煩，什麼事好煩呢？生氣了，誰惹到你了？或是用完整的方式說：「〇〇做了什麼事，讓你覺得他白目，所以你不想理他了？」讓孩子能夠練習把話說清楚，語意表達完整。
- 可以設計「看圖說故事」的遊戲，讓孩子練習形容圖卡上的人物或動物的行為；繪本也是很好的教材，讓孩子對書本內容做詳細的描述，學習發展完整表達的句子，甚至合理的推理及猜測，例如：那個黃色長頭髮的小女孩正在哭，因為她腳流血，很痛，我猜她可能是因為走路不小心跌倒了……
- 寫作文時，可以讓孩子先就主題想一些相關的問題、句子或關鍵字，然後，讓孩子先回答問題，再將其答案、相關的句子及關鍵字進行篩選，可以用的留下來，一些跟其他句子差異太大的就刪除；接著，將這些句子進行拼湊；最後是修飾句子，拉長句子長度。建議整個過程用電腦進行，這樣孩子才不

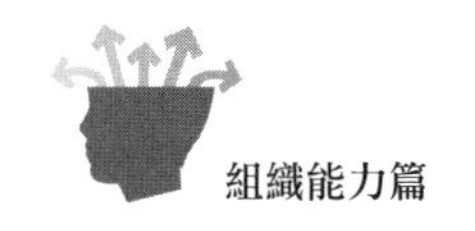


用反覆抄寫。也可以試著讓孩子用錄音的方式來進行，把錄下來的內容打成文字再進行修改及調整，一篇文章就成形了，久而久之，孩子的作文能力及組織力也會跟著提升。

- 無字繪本及無聲卡通也是很好的教材，可以讓孩子試著就連環圖的過程發展合理的故事；也可以替無聲卡通配講解，慢慢的發展孩子的語言能力。

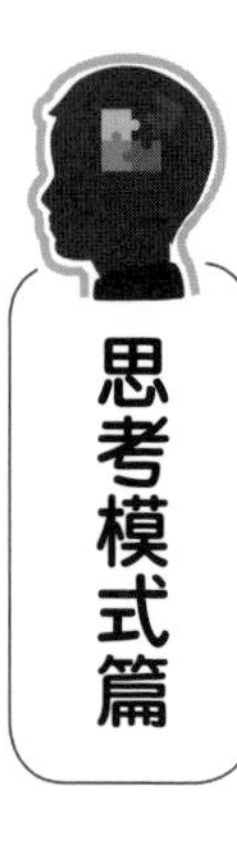


人類的學習受到思考模式的影響很大，若能按照每個人的不同的思考模式來教學，學習自然會有效率。大多數的 ADHD 是視覺圖像、動作或操作模式取向的學習者，只有極少數為聽覺型。不管是哪一類的學習取向，ADHD 絕對是個身體力行者，唯有透過身體力行後，才會有深刻的學習印象。

**語言 vs 圖像化思考模式**

受到非語文學障的影響，我的思考模式非常純語言，沒辦法進行任何圖像的思考運作，現在我才知道，這個現象叫「aphantasia」（視覺心象缺乏症），指的是無法在腦中憑空想像圖像的能力。雖然如此，我還是保有 ADHD 的幻想、白日夢以及創意的特質。我運作白日夢的方式多半是「音檔」格式，卻也絲毫不影響其精采或是沉迷

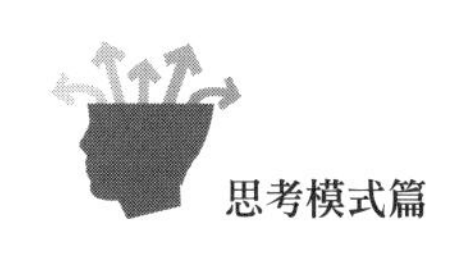


的程度。但沒有圖像的思考模式，卻讓我在學習跟圖有關的事物時，出現了一些限制，例如：畫畫、圖解、動作的學習。慶幸的是，我還是可以運用語言及動作來進行替代。

雖然，我是很純語言的思考者，但我認識的ADHD，絕大多數圖像思考才是他們的優勢。以前二技的時候，全班都很喜歡看我那ADD室友的筆記，實在是太精采了。老師講了「鵬程萬里」，她的筆記就會畫了一個小孩拿了一堆橘子，走一萬里路（捧橙萬里）；老師上課說自己小時候被螞蟻咬的故事，筆記上就會畫上螞蟻的感受……我看過許多ADHD的孩子，雖然他們的畫不見得非常的精緻、漂亮，但卻都很生動。上課時的鬼畫符，其實只是靈光一閃的結晶，並非他們故意為之，是腦袋自然就這樣運作了。後來，我那位ADD的朋友在用了利他能後，這方面的狀況得到了很大的改善。

另外，我這位ADD朋友因為是圖像思考，經常受困於語言限制裡，甚至連畫課本重點的重點筆顏色，都會嚴重干擾她的記憶，讓她在讀書時倍感困擾。直到我教她使用了「心智圖法」後，藉由圖像及關鍵字的連結，她就能整合知識，也找到表達的脈絡，在學習上就有明顯的進步，她就是靠這樣的方法考進了研究所，當然這得需要經過一番練習。心智圖法只是好用在架構思考大綱及協助記憶知識，但是考申論題所需要的表達力，還是要透過練習，才能從心智圖上順利延伸出來。

**應對之策：**

我發現，若能擅用 ADHD 的圖像式思考，就可以改善學習的品質，例如：可以用漫畫記歷史、用圖畫記國文、用心智圖記社會科目等等。像我在學習護理的時候，也是很需要靠記憶力的，於是我就把要背的東西編成故事，一方面很好笑，一方面也不會漏記。譬如說，我永遠搞不清楚「流體智力」和「晶體智力」哪個是先天能力，哪個是後天學習來的？後來我就用「液晶」（流體就是「液」體，晶體取其「晶」字）對照「先後」來記，液體在前所以是先天，晶體在後就是後天，這樣就記起來囉！

## 外化思考

什麼是外化思考？簡單的說，就是腦子想的、思考的，就從嘴巴說出來。所以我很常自言自語；自言自語的內容幾乎都是我腦子裡思考的東西，愈是思考、計劃嚴肅的事情，我愈容易出現自言自語的狀態。

以前學生的時候，我上課常常不專心，總是沉浸在自己的思考及計劃裡，有時還會不自覺地喃喃自語，同學們坦言，一開始真被我嚇壞了。當她們開始反應這個問題

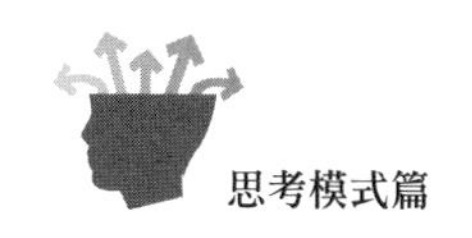


後，我才留意到我有這個問題，直到現在我還是會這樣，一邊走路一邊自言自語，坐公車時也會，人群多的時候因為怕被當成怪人，所以我會刻意壓低聲音，用氣聲說話；沒有人的時候，就會用自己聽得見的音量，因為還是聽得見才最舒服啊！

我不確定是不是每個 ADHD 都會這樣，我其他的朋友並沒有這個特質，雖然我知道有些孩子上課不專注，自己的腦袋玩得太開心時，會不小心出現干擾的聲音，例如：作業寫到一半，突然聽到孩子在模仿火箭發射的聲音，因此而受到責罰。我想這是因為他們的思考就是要外化，要有輸出的管道。我就是這樣，如果要我思考不發出聲音，那我一定得要用寫出來或是打字打出來的方式來輸出，否則，我絕大多數的思考時間一定都會自言自語。

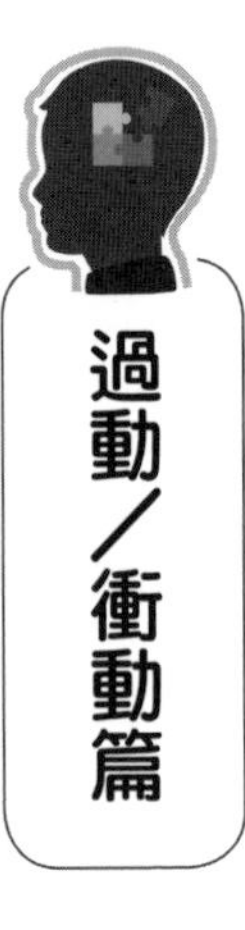

# 過動／衝動篇

從小我就非常過動，我很難好好坐在椅子上，大人都說我是身上長蟲了，才不能好好坐著。其實，我想我根本就是條蟲……這也是大部分的ADHD很明顯的一項特徵。另外，固執、缺乏彈性、急躁，也常是造成ADHD衝動的原因啊！

## 過動

在幼稚園的時候，我常常上課上到一半，就跑出教室到隔壁班去觀摩。上了國小，下課的時間，我幾乎都在操場跑跳。跑步總是能讓我感覺放鬆；我喜歡用跑步代替走路，這個特質到現在還是存在。尤其，當我在一個地方好好地坐著工作了很長一段時間，只要一離開室內，我一定用衝刺的，跑步帶來的速度感，正好能釋放我因為坐太久而感到的壓力。

在我五專三年級（高中三年級）的時候，我還是很難好好坐下來讀書超過十五分

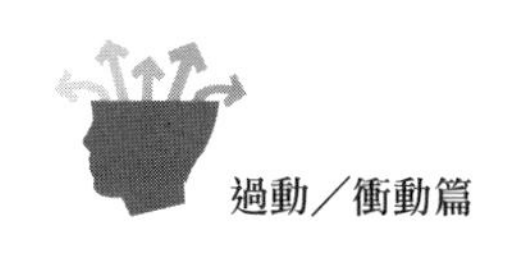


鐘，那時我的朋友就常戲稱我是「過動兒」，才會坐也坐不住（那時還沒正式診斷我有ADHD）。我總是爬上爬下、走來走去，即便不得已要好好坐著，我可能也是忍不住要搖身體、晃動腳，或是玩玩筆，甚至還不時越界的去逗弄別人或碰別人的東西……當然，我最享受的還是運動時間。

我的室友都因為我的過動而感到困擾，因為我的走來走去、爬上爬下，多多少少會干擾她們讀書，為此室友們還下了通牒，若是我無法克制我的行為，她們就不再與我同寢室。但其實，有更多的時間我是連人都不在寢室裡，總是要到了必需回房的時間，我才會回去呀！

現在我已經是個完全的成年人，專注力的問題在我身上已經幾乎不存在了，但仍能看見些許過動的痕跡，即使已經減少了許多許多、比較能控制了，可是要做到完全靜如處子，若沒有用百分百的意志力來留意，根本是不可能的！即便我做到了，解禁後，我的精神也虛脫了，接著我就會動得更厲害、更不由自主，什麼事情也沒辦法做。

我有一些朋友則相反，過動幾乎看不見了，但專注力卻仍有一定的困難；還有些朋友是仍存在著情緒無法轉換（白話說法就是卡住），情緒來的時候，腦袋是一片混亂，接著很長的一段時間什麼都不能做（據當事人表示，「利他能」對此症狀有不錯的效果），這個現象未必是因為發生了什麼大事，或是那個人本身容易激動或有暴力傾向，他們有的人甚至是出了名的好脾氣，小時候也沒有過動或情緒無法控制的問題，可能就只是發生在個人內在的。所以，每個 ADHD 或 ADD 真的是非常不一樣，即使成年了，狀況也很不同。

## 給父母的話

在輔導的過程中，我經常建議家長要讓 ADHD 及 ADD 的孩子多運動，運動不僅可以提升短時間的專注力，也可以釋放過動的能量，還可以改善協調的問題，甚至可以幫助孩子學會如何與人相處，改善人際問題。有人說 ADHD 不適合做團體性的運動，因為容易與人發生衝突，但我的觀點是，團隊性的運動，反而可以製造 ADHD 學習合作與溝通的機會。當然這當中需要一個包容性強，懂得協調的教練，若是沒有這樣的教練，倒不如讓孩子專注在個人競賽運動項目，例如：游泳、跆拳道等等。

## 應對之策：

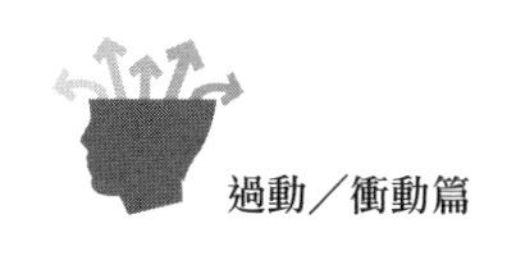


為孩子找個出口吧！運動帶給我很大的幫助，從生理的需求來說，運動讓我可以滿足過動的需求，又能讓我爭取一點專注時間可以用來讀書；此外我非常喜歡刺激感、競速感，我想跟我前庭整合不足有關，而賽跑、籃球、溜直排輪、騎自行車都可以同時滿足我的需求。

從生理角度來看，因為我的肌肉張力微低，有時會讓我在生活裡感到辛苦，這也是為什麼我總無法好好坐著的原因之一，而游泳的確可以訓練我的肌肉力量，改善我因肌張力偏低所帶來的困擾；另外，從行為面來說，籃球讓我學習禮貌及與人合作，還能訓練意志力（因為體能訓練是很辛苦的）、能自我要求（一個好的運動員，能自主練習是非常重要的事）；就心理層面，運動讓我找到志同道合的朋友一起切磋，能充分享受運動帶來的成就感。

## 闖禍

ADHD 容易闖禍的兩大主因就是：一、人來瘋；二、無聊。ADHD 常因這兩大因素，闖下大禍。

（一）人來瘋

我只要一開心時就會又蹦又跳，全身上下充滿不安定的因子，雖然我現在已經是個成年人了，卻仍然是這個樣子。

每次人來瘋的時候，我經常會感覺全身的細胞、血液都在跳躍，眼睛睜得大大地，發亮地感受周圍的每一個刺激，然後身體就會表現出高度的過動，例如：坐著的時候快速地踢著腳、站著的時候不停地跳來跳去，我的控制力、思考力及注意力都在急速下降，接著犯錯的可能性就大增，最終迎來悲劇。

記得有一次，我跟朋友們決定要去參加 1919 挑戰營，我們報名了十六小時的挑戰組。出發前一天，大家聚在一起討論，我簡直要被這股興奮感淹沒了，過程中，只見我不停地跳來跳去，根本無法控制自己的身體。活動當天，我們騎著腳踏車經過一段很長的山路而且是下坡，只見我一路俯衝下山，連一點剎車都沒有按，我享受著那種失速的快感，我的速度是同隊中最快的！直到騎至某一段完全沒有任何阻礙物的轉彎處，我才突然驚覺，萬一我沒有控制好轉彎的角度的話，我可能就會摔山下……這時才突然有被危險襲擊的感覺，我才稍稍收斂我的速度。

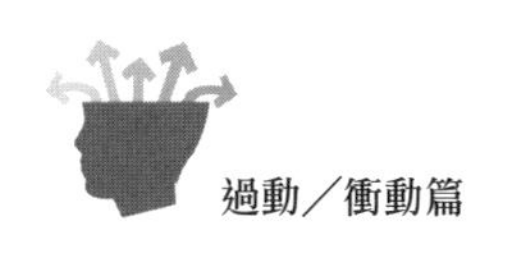



會收斂已經算是好的了，通常在開心的時候，我們是不會顧及安全性的，也因此常常會樂極生悲。所以，人來瘋的ADHD是最惱人的，這個時候通常也最衝動，他可能會控制不住的惡作劇或是對人動手動腳。

## 給父母的話

ADHD什麼狀態下最容易人來瘋呢？像是充滿了人或是歡樂氣氛的場合、得意的時候、有新鮮事或特殊活動的時候……所以，要提醒家長注意，不要讓孩子開心過頭，若發現孩子過度興奮時，就要有警覺心，適度的請孩子停下來、稍做休息，不要讓孩子一直玩下去，否則孩子可能會忍不住做危險的惡作劇或嘗試，很容易就會出事。

## 應對之策：

藥物控制也是一個有效的方法。就我自身的經驗發現，藥物就像是一個安全樞鈕，讓我完全沒有機會HIGH翻天，每當我用藥之後，即便在一個很好玩的環境，我都覺得興趣缺缺，不會像之前那般的恣意放縱不受控，自然就不會發生災難。唯一缺點就是，孩子會覺得不像自己或世界不好玩了，這也是有些孩子排斥用藥的原因。

藥物控制有好有壞，我個人覺得還不算糟，因為一直惹麻煩也是很辛苦的事，不會比用藥好多少。我曾經聽過一個孩子對他媽媽說：「妳知道嗎？最辛苦的人其實是我，當我十八歲時，妳就可以不要我了，可是我卻要跟自己相處一輩子。」看見了嗎？孩子也不想犯錯，但是孩子卻無能為力好好地控制自己。所以如果藥物可以給孩子一個比較好的自我控制機制，有什麼不好呢？

（二）無聊

無聊的時候，ADHD 的闖禍頻率也很高。一旦無聊了，ADHD 就會開始不安於室，接著創意力及實驗精神的開關就會被打開，先試著弄一下，再試第二下，接著就會愈來愈過分，完全中斷不了、制止不了，直到悲劇發生。

**應對之策：**

我常跟家長說：「絕對不要讓你的孩子沒事做。」因為一旦孩子沒事做，他就會

自己找事做，而找來的事通常會讓大人很困擾的。《我 ADHD，就讀柏克萊》的作者就在書中提到，有一次他無聊時，他看見妹妹在玩火，他索性就拿了易燃液體往火中澆下去，可想而知接下來發生的事，他差點把房子給燒了……他在書中給 ADHD 的建議是：「當你無聊時，你就要提高警覺，因為往往這就是災難的開始……」所以，平時家長也應該教育孩子，當自己無聊時，可以做些什麼事、怎麼做自我安排，至少在無聊時，還知道自己可以做些什麼，而不會去做危險的事。

**衝動**

衝動也是 ADHD 的核心症狀之一，也是常令家長頭痛的問題。尤其孩子因為憤怒失去理智而引發的衝動，導致闖禍、打架、發生意外的事件層出不窮。其他像是插嘴、插隊、推擠、考試衝動答題、購買衝動等等，也是很常見的症狀。

以我來說，插嘴的壞毛病就讓我相當困擾。之前在上護理實習課時，通常是一次一組人馬由老師帶著一起實習，在過程中，老師會隨意的抽考我們任何相關的護理知識或病人情況。我因自覺對於理論的部分唸得還可以，所以每當老師抽考同學，我就會在旁邊插嘴回答。久而久之，老師也學聰明了，只要她想抽考同學，而我正好在旁邊時，他就會先安排我去準備做技術（這完全是我的罩門），這樣我就不會干擾其他同學作答了。

跟別人聊天也會有類似的狀況。當說到會引起我興奮的話題時，我常會無法剎車的逕自就打斷別人的話說起自己的事，話一出口，就意識到自己又插嘴了。

**應對之策：**

現在我找到了應對方法，當控制不住又開口插話時，我的聲音會很輕很小聲，若發現對方沒有要停下來聽我說話的意思，我就立刻閉嘴，這樣就能免去許多尷尬。只是插話的問題雖然改善很多，但人來瘋的時候，還是會有無法控制的狀況發生。

## 固執

念二技的時候，我總是考班上第一名，那時我充滿了求知慾，同學常開玩笑說我

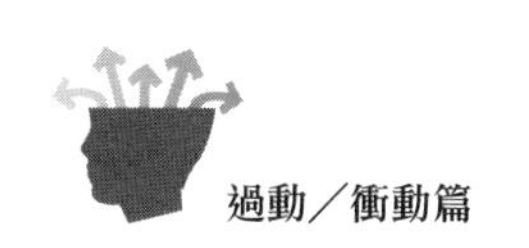





是「智多星」。可是我在人際關係上卻有個大問題：我很不會和同學相處，總是特別白目，常惹人生氣或和同學吵架。那時，我很羨慕我的室友，人緣特別好，雖然一樣是ADD，她的成績和體育也沒有我好，但是她的人緣就是比我強許多，全班同學都非常喜歡她。

她處世圓融，不像我老是硬梆梆的不懂變通，常常看不順眼的事就直接脫口而出了；或是只要我認為對的事，就堅持到底完全不願妥協。這樣的個性，遇到團體報告討論時就更明顯，常常搞得大家氣氛很差，自己心裡也很挫折。雖然我的室友也勸我，可是那時的我完全不能明白，為什麼明明是對的、快的方法，可是卻不能堅持，偏要用那又慢或根本不對的方法？

諸如此類這些在人際互動上的弱點，一直到我研究所一年級下學期才開始好轉；我開始比較懂得聽人說、接納別人的意見，可以有彈性、不堅持自己的想法，不那麼固執。聖經有句話說：「人以為知道的，其實什麼也不知道。」回想自己以前人際上的不成熟，這句話，剛好就是我的最佳寫照。

許多ADHD的孩子，因為想法不容易轉彎與變通，思考往往只能有一個面向，而且通常都是一般人不太會去想到的那一個面向。所以，當別人的意見與自己不同時，ADHD就會不能接受而呈現固執的狀態。若在此時，更多的責備只會導致孩子情緒爆發，會更加不妥協的。最好的處理方式，應該是聽孩子說完他的想法，對他執著的部分做友善的提問，讓孩子有時間去思考。只要父母先接納與一步步的引導，ADHD的孩子就會開始參考其他人的意見，而願意做出修正或讓步。

**應對之策：**

在平時，應多訓練孩子嘗試用不同的角度思考事情，學習站在不同的角度、立場來看他人的想法與觀點，也就是所謂的「角色取替」。學習戲劇或是試著運用角色扮演都是很好的方式，學著多理解他人，才不會造成不易溝通、抱怨連連的性格。這也是同理心的基本能力之一。

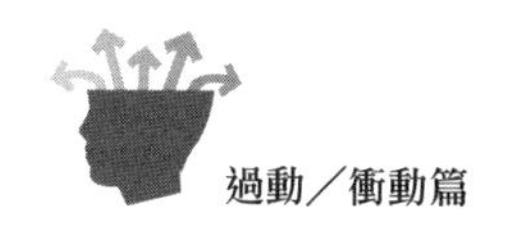



## 缺乏彈性

在以前，我面對環境變化的彈性不是很高，當我期待可以做成的事，若有變化，在心理上我會難以接受，甚至會極力的想做什麼，好讓我期待的事可以如期發生。舉個例子：我常常喜歡穿同品牌、同款式的鞋子，但對我來說，鞋子一年只需要一雙，今年買得到，明年買得到，後年不一定買得到了……當我去鞋店，買不到我要的鞋子，我就會不甘心的一直在鞋店裡四處轉，好像我多轉幾圈，鞋子就會自己冒出來似的，一直要花上兩三個小時之後，才能說服自己鞋子真的沒有了，要拿其他的。這個狀況真的是讓我困擾，因為很浪費時間，可我就是擺脫不了。後來，我就試著給自己設定時間，例如：一小時。當同樣的狀況又發生時，一定要一小時後就離開，這樣多少可以減少我因固執而浪費的美好光陰。

再舉一個例子：有一回，我想上一門選修課，可是因為人數不夠，怎麼樣就是開不了班，我簡直難過極了！我根本無法接受不能開課的結果，我極力的想盡辦法要讓同學們也選修這門課，於是我開始變得煩人。後來，課仍然開不成，我的情緒非常的低落、躁動，我還將當時腦子和心裡的混亂感寫成一首自我安慰的詩：

## 小陀螺

小陀螺乖！為什麼你一直轉？
瘋狂的轉、不停的轉，
你為何而轉？為誰而轉？
轉！轉！轉！
什麼時候你才可以停下來！

小陀螺乖！為什麼你一直轉？
瘋狂的轉、不停的轉，
你為誰而轉？為何而轉？
地球是地球，你是你，
世界不會繞著你轉，你也不該和地球同轉！

小陀螺，轉啊轉！
誰讓你轉？
乖！不要轉！

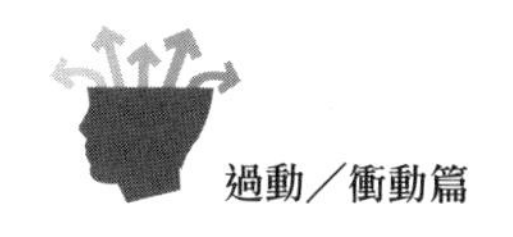


我這樣的問題，一直到我研究所之後，因著兩個關鍵性的影響獲得好轉：一個是我開始信仰基督教，在基督教的觀念中，上帝掌握了這個世界大大小小的事，而且祂是全知、全能的上帝，因著對上帝神性的認識，我好像可以開始接受，事情即使沒有按我預期的發生也沒關係，因為所有的危險性都在神的掌管中。有了這個層面的想法後，我對於事情不如預期就會有災難的不安全感開始減少，相對地，彈性也增加了。

另外一個關鍵性的影響是，因為我非常喜歡玩桌遊，所以有一群同樣熱愛桌遊的朋友。在一次玩卡牌桌遊時，其中一個朋友說了一句話：「玩桌遊最重要的事，就是要努力想好，怎樣將手上的牌打成最好的狀態。」我受到了這句話的啟發，我發現人生就像桌遊，很多時候，我們沒法掌握會拿到什麼牌，但是身為一個玩家，最重要的責任就是要把手上的牌打到最好的狀態。轉念之後，我的人生不僅開始比較有彈性，我也因此能把不在計劃中的變化，視為一張我不想要的牌，努力的將這個牌打到最好。

## 給父母的話

固執不是自閉兒的專利，許多特殊孩子都有缺乏彈性的問題，只是程度及反應的嚴重度不一樣而已。因為不在預期中的事，總會讓人沒有安全感，對於 ADHD 更是，不論是事與願違或是不如預期，自然會引發挫折感。通常這些情緒也是「非黑即白」的想法帶出來的，很多時候 ADHD 的固執是因為他覺得自己「別無選擇」，或是覺得「完了、不會有更好的」，就會固執，甚至會失控的大發脾氣。

當孩子又開始執拗時，建議父母們，先同理他們對於不能如預期及因失望引發的挫折感，將原因、環境限制耐性的告知，並將能選擇的方案一一解釋，即使孩子仍不斷哭鬧，父母只要靜靜地先看著他，讓他發洩，待他情緒稍穩定後，再鼓勵他嘗試選擇其他方案，千萬不要對 ADHD 的孩子發脾氣，不然孩子只會更執拗。

**應對之策：**

- 透過遊戲來啟發孩子，例如：一起玩桌遊。當拿不到想要的牌時，媽媽可以故意大聲抱怨，用自言自語的方式安慰自己說：「沒關係，我至少還有怎樣的牌，我一樣可以有機會贏……」示範解決問題的彈性態度。
- 設計一些狀況劇，鼓勵孩子試著找三種解決方式來解決狀況，增加孩子看事件的廣度，不要太快就陷入「別無選擇」或「完蛋了」的絕望想法中；甚至，

可以進階讓孩子跟你協商，學習各退一步，來取得雙方都可以接受的方案，這樣也能讓孩子達到做人有彈性的原則。

- 使用繪本、故事和孩子一起討論，最後總結一句孩子能受用的提醒語，像我的提醒語就是：「所有的事件都是一張牌，而我要想辦法打好手上這組牌。」你也能創造專屬的提醒語，當孩子又陷入沮喪時，提醒語會帶來更多承受挫折的能力。

## 無法延宕

不能等待，也是ADHD很惱人的問題之一。

小學三年級時，有一次上課鈴響了，風紀股長在臺前管制序，當時我手裡正握著一顆牛奶糖，我看著牛奶糖，誘惑好大、好想吃，雖然知道上課不能吃東西，但我還是忍不住打開了。這個舉動正好被風紀股長看見，風紀對我說：「上課不能吃東西。」我看看他，再看看牛奶糖，不管三七二十一，我還是塞進了嘴巴裡。

風紀生氣了，他走到我的位子，拿走我的鉛筆盒，我要他還給我，他不但不還，還跑讓我追。眼看拿不回我的鉛筆盒，於是我也拿走他的鉛筆盒，想要以物換物，但他仍堅持不還給我，我氣不過，當場就把他的鉛筆盒往地上摔。沒想到，他也摔我的鉛筆盒，他的鉛筆盒是鐵制的，摔了沒事；我的鉛筆盒是塑膠做的，一摔就斷裂了。看到自己的鉛筆盒壞了，情緒一時失控，我衝上前去想打他，可對方是一個高瘦的男生，而我只是個矮小的女生，他一下就把我推開了，我的嘴角因此撞到桌子，當場血流如注，縫了三針。

類似這樣的狀況，不勝枚舉！小時候的我，的確因為無法延宕的問題，吃了很多苦頭呀！

ADHD 的孩子常常都有延宕的困難，對於想做的事如果還要再等一下，那簡直比被千萬隻螞蟻咬還痛苦！這時候，除了想做的那件事，其他的事一概沒法進到腦子裡。

以我自身的經驗，即使現在是成年人了，延宕能力也只比小時候好一點點，例如：我想要吃某樣東西，不能立刻吃到，我就會很焦躁；我想要知道某個問題的答案，不能馬上得到滿意的答覆，我也會放不下，重覆找、重覆搜尋，往往要到我筋疲力盡才不甘願的終止；最後，我還需要花很多時間自我對話，讓自己能擺脫這挫折感。其他

的例子還包括：希望一步登天的把一學期要讀的書唸完，不能一口氣的讀完，太讓人焦慮了；或是，當時在寫這本書的時候，我多期望能在一天內完稿，一天只能寫一點，要花半年來完成，真是太久了……諸如此類無法延宕的痛苦，都讓我倍感煎熬。

感謝神，隨著我年紀愈來愈長，思想也愈成熟，對於延宕這件事，我有愈來愈強的忍受力，我慢慢已學會用話語及合理的規劃來安撫自己。

## 給父母的話

當父母遇到孩子這樣的狀況該怎麼辦呢？如果當下實在無法滿足孩子，必需要讓孩子等待時，請坦白跟孩子說明你的困難，並協商一個孩子和你都能接受的方案；但若是你可以滿足孩子，就要明確告訴他什麼時間可以滿足他的需要，這個時間儘量不要拖太久，中間可以先安排孩子做其他的事情，轉移注意力，但千萬記得，約定了就一定要做到。

一般來說，在父母的安撫與協商後，大部分的孩子都能夠接受；但若孩子還是繼續哭鬧，請父母先忽略；但如果孩子開始破壞行為，在第一時間，就要握住孩子的手或抱住孩子，清楚告訴他，這樣的行為是不被允許的，你了解也知道他的煩躁，你也很想立刻滿足他，只是現在沒有辦法，等狀況允許了，就可以給他想要的了；但若是他繼續吵下去，你可能也會被影響，而無法滿足他的需要了。說話的態度需溫和，但原則要堅定，讓孩子感覺到你不允許他吵鬧的決心。過程中，仍要注意，別對孩子發怒，發怒只會讓孩子更想抵制，更遑論學會等待和控制情緒的目的了。

**應對之策：**

當孩子開始吵鬧時，父母可以找一件能吸引他想做的事讓他去做，轉移孩子的注意力（例如：吃點心、畫畫）。但若孩子仍繼續吵並開始破壞，這時，就要溫和且清楚的告訴他，破壞是不被允許的，如果再不停止，就會適度的小懲戒，例如：罰坐在椅子上、失去某樣權利等等。

聖經裡有句話說：「回答柔和，使怒消退。」其實父母說話的態度，會決定孩子買不買你的帳。如果你總是對孩子大吼大叫，或是想用壓制的態度，常常會讓孩子情緒更失控，結果往往是，要嘛你妥協了，不然就是孩子因感到害怕而心理受創。而有的父母可能因心疼孩子，反而沒有原則，表現出來是模擬兩可的態度，孩子就會知道，只要他堅持你就會妥協，那他就會更放膽的大肆吵鬧、破壞。所以，最好是用溫和但

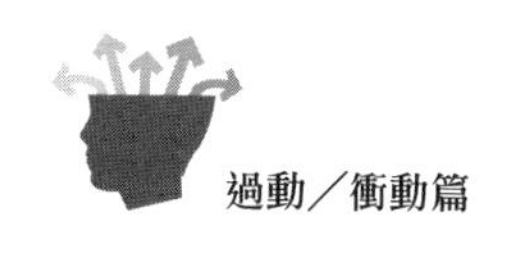


清楚有理的方式表明立場，同時要展現出絕對不允許孩子破壞的決心。

如果你的孩子已經情緒失控了，那要做的事不是刺激他或責備他，你只要安靜的看著他，等他自己冷靜下來。待孩子情緒穩定了，你再跟孩子討論剛剛發生的事，問問他自己怎麼看待整件事。大部分的孩子在冷靜後都能恢復理智，只要父母沒有責罰的意思，孩子都會自知理虧的。

有一點也很重要，事後一定要要求孩子收拾好自己破壞的現場，並鼓勵他要更努力學習控制自己。父母只要一直都是保持溫和、關心、理性的態度，孩子自然也能慢慢地學習溫和、講理以及忍耐了。

## 急躁

五專在醫院實習的時候，為了要寫作業，我們必需將病歷抄回家，再配合查字典才有辦法完成作業。我因為無法靜下心來抄寫，加上急躁，常常是東寫一行、西寫一行，跳來跳去的亂抄，加上自恃以為腦子記得住……回去後才發現我什麼都不懂，該抄的病歷又不完整，結果隔天又去重新抄一遍，總要來回很多次，才能抄寫完整。但到了下次實習，我依然會重蹈覆轍。直到我吃了藥後，才改善這個狀況。

考試時，我也有類似的毛病。有時考題長達三四行，非常冗長，選項也同樣冗長，導致我常常有看不完的感覺，心裡就會開始急躁，想用猜答案的方式跳過這一題。直到我學會自我安撫。每當意識到自己又跳過了題目，我會試著深呼吸，重新跟自己對話，告訴自己：「耐心點、慢慢看清楚。」若是我一直無法靜下來，我也會把它留到最後再來答題。經過這樣不停的鍛鍊，我已經改善很多，可以安靜的、有耐性地完成這些事。

**應對之策：**

ADHD 一般都有急躁的問題，不是不能等待，就是不能排隊。做事也因為一味求快點完成，而忽略品質……這都是 ADHD 最核心的症狀之一。

一般來說，藥物可以帶來許多幫助，包括：讓孩子比較能安靜下來、注意力能延長……讓孩子不會像我前述的，看到長一點的題目就不耐煩，影響孩子的學習成績。

另外，讓孩子在行為與認知的訓練都能做到也很重要！父母可以幫助 ADHD 的孩子學習把任務拆小，這對於耐性也有很大的幫助。例如：我前面舉的「抄病歷」的例

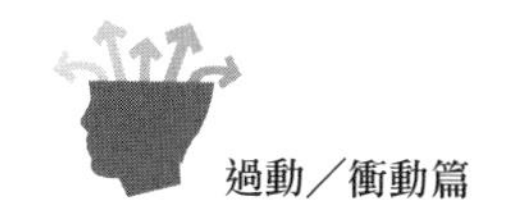


子，後來我就分成非常多段來抄寫，一次一小段，讓自己在五分鐘內可以做完的範圍，休息一下，再抄一小段，這樣就比較容易完成這讓人感到不耐煩的抄寫工作了。

後來，我經常運用這種方法在其他事情上，例如：唸書、寫作業、做事情。只要我發現我煩躁無法安靜下來，我就會用拆成小段任務的方式，並搭配適度的休息來完成事情。雖然這種方法，比較花時間，但身為ADHD的孩子，一旦煩躁起來，事情是根本不可能完成的，而這個方法，可以確保孩子做事情有一定的進度，反而能完成任務。

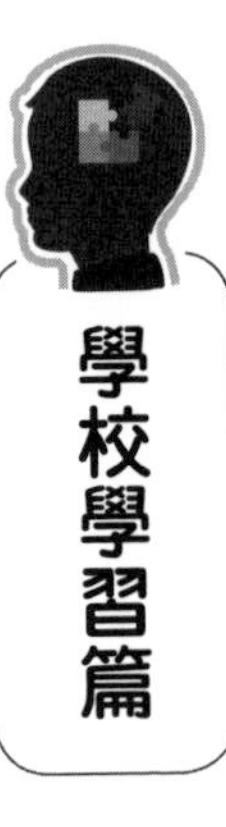


ADHD 在適應學校體制上的學習，經常會遇到很多麻煩，一些 ADHD 常見的特質都會導致適應困難，有時甚至會造成學校記過的悲劇。只要能了解並接納 ADHD 在學校的學習體制上會遇到什麼樣的問題及狀況，就能協助孩子慢慢跨越困境。

## 書寫困難

從開始唸書，我就很討厭寫作業；但和寫大量作業一樣令我反感的是，媽媽會擦掉她認為我寫不好以及寫很醜的字。以我作業最高只能拿到乙上的成績來看，可以想像我有多少字會被擦掉了。可是對我來說，那可是我辛辛苦苦寫完的作業，一下子就被擦掉該會是多大的挫折啊！

後來，我在赤子心工作，接到許多家長的電話，都抱怨孩子寫字太醜，要他擦掉

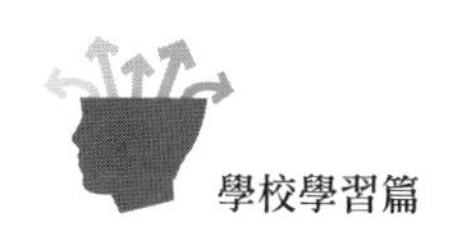


重寫還生氣。這時我會反問家長一句話：「你是要孩子當個寫字漂亮的抄寫員？還是希望他能有更多的學習興趣，能有更好的成就呢？如果換位思考，你自己好不容易完成的東西，被別人一口氣毀了，要你重新做，你會有什麼感覺呢？」

對許多ADHD而言，「寫字」真的是非常困難的事！除了因為ADHD缺乏安靜的能力，總是很急躁，所以無法安安靜靜完成大量的作業以外，還有許多的ADHD的孩子有手部小肌肉協調方面的問題，以致於「拿筆寫字」這件事本身對他們就很不容易；他們通常拿筆姿勢都不正確，寫字不是過輕就是太用力，字的筆畫也常常難以控制，所以許多ADHD寫得字，都是扭打在一起的。

另外，有部分的ADHD還有視覺再生的困難，以致於要他們憑空書寫字體是有困難的。在李文醫師的著作《心智地圖》（天下文化）以及《別說我是懶孩子》（遠流出版社）這兩本書裡，都有針對這三個問題做了許多分析、討論，推薦父母可以做為參考。

＊

據我臨床的觀察，約有一半的ADHD都有寫字困難的問題存在，雖然原因不一，可能因為急躁、手部肌肉不協調或是因為視覺再生的困難所致，但很不幸地，我上述三個問題都有，可想而知，「寫字」對我有多困難！一直到現在，我字寫得還是像小學生一樣，更別說小時候寫的字了，那根本是鬼畫符，我都常笑說自己有當道士的天分，很會畫符咒。

大部分的時間我會用電腦來幫助學習，不論是打報告或做筆記，甚至是進行寫作。如果不用電腦，我又會是什麼處境呢？有的老師認為抄寫有助於記憶，如果我必需抄寫，那我根本不可能知道自己在抄什麼，因為全身的能量已都用到寫字上了，根本不可能有記憶功能這件事。另外，若要寫得東西很多，我的手也會逐漸感到力量不夠；甚至在某些考試中我無法使用電腦，那麼我就要花更長的時間來準備我本來就已經熟悉的知識，藉由不停地練習，口語輸出轉化成文字的書寫，直至我非常熟練為止。這真是一件非常耗費心力與時間的過程呀！

不過我真的很高興，父親在我小學二年級時就送我去學電腦，這個決定真的解決了我人生裡很重要的學習方面的困擾。我可以用打字表達我的想法，完全不會為了寫不出字而使腦子卡住，限制了我的報告品質；我的研究所考試，也因為獲准使用電腦

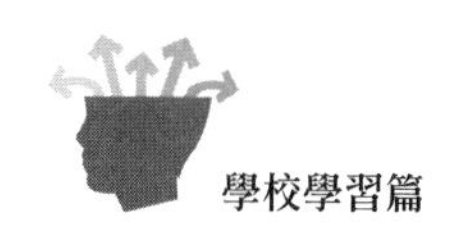


考試，而使我答題順利，也幸運的考入特教研究所，一圓我的夢想。我的教授就曾經對我說，我該慶幸是生在電腦時代，電腦能滿足我在學習上必要的需求。後來，我還學習了嘸蝦米輸入法，我的注音能力向來不太好，嘸蝦米讓我不至受困於拼音不易的問題，澈底解決了我的書寫障礙。

## 給父母的話

我希望上述的經驗分享，可以增加父母對ADHD孩子寫字時的同理心，試著用欣賞的眼光來看孩子，當孩子努力完成作業時，我們盡量給予鼓勵、稱讚，畢竟他是克服了那麼多的困難好不容易才能完成。至於字寫得漂不漂亮，家長能否饒過孩子了呢？我知道有的家長本身是完全可以接受的，但因為學校老師不停地挑剔，搞到家長也倍感壓力，只好反過來對孩子施加壓力，結果把一個原本乖順的孩子，磨到不是過度畏縮，就是情緒無法控制、和父母對立，甚至產生ODD（對立性反抗疾患）的傾向……這些真是父母、老師想得到的結果嗎？所以，還是那句話，教養孩子的時候，多站在孩子的立場想一想。

**應對之策：**

對於疑似因手部肌肉不協調而產生書寫困難的孩子，可由職能師評估確認，透過訓練，也可以有小幅度的改善。

另外，《別說我是懶孩子》的作者李文醫生，也曾表示：對於有書寫困難的人，我們可以訓練他們打字，這可以改善他們的輸出品質。雖然有部分因為協調困難的孩子，在剛開始學習打字時，可能還是會因為肌肉協調的困難，而不容易學會，但畢竟打字需要運用的肌肉能力，沒有寫字那麼複雜，只要花點時間，讓孩子學會打字，還是有助於改善孩子輸出時的處境。

對於有視覺再生記憶缺陷的孩子，注音輸入法可提供選字，也會解除孩子因無法想起字，而無法寫出的困境，通常這一類的孩子是可以正確選出需要的字。如果孩子連正確的字都無法選出時，至少孩子還可以打出同音字，不會什麼都寫不出來，而感到嚴重挫敗。

## 缺乏時間感

「什麼？下禮拜要期中考？」

「什麼？後天要考試？」

「啊？要交報告了？」

這些都是我在唸五專時常發生的烏龍事件……

講到ADHD的時間感，我想許多的家長都要搖頭了。ADHD好像永遠都沒有時間概念，不是常常把時間用在不重要的事情上，不然就是分不清事情的輕重緩急。《分心不是我的錯》（遠流出版）一書中提到，對於ADHD來說，「滅掉房間的火」與「現在出去倒垃圾」是同等重要的事。這樣說雖然是有點誇張，但我還真不能否認。的確，你無法要求一個從來沒有想過「過去—現在—未來」有什麼關連性的人，能把一切事情的因果關係都自然的連起來。（《別說我是懶孩子》作者，在書的最末章也做了更多的分析，講得更清楚。）

說起來，我在五專的那幾年，因為缺乏時間概念，造成學習上一連串的驚嚇！

舉個最簡單的例子，就能明白ADHD在時間上的混亂狀況。我光是要搞清楚今天是幾月幾號、三天後又到底是多久……這些對一般人稀鬆平常的事，我都很難應付。五專二年級時，我當過宿舍樓長，每天要寫宿舍點名日誌，我就每天都會問室友，今天是幾月幾號？「今天是 2 月 17 號」對我來說，是沒有意義的，即便我知道今天叫 2 月 17 號，我也無法聯想到 2 月 17 號跟今天的關係；或是，一直背誦提醒自己第八堂課要去開會，但到了第八堂課，也不見得知道要去開會，因為我的時間感根本沒有跟第八堂連結，所以無法察覺現在是第八堂。

經歷了不斷的失誤之後，我知道自己要想辦法應對：

從任務管理的角度，我必需知道自己有哪些事要做；

從做事的觀念，我需要分出先後次序；

從時間分配的角度，我要以讀書為優先；

從執行監控的角度，我必需懂得做事要有「期限」的概念。

其實不論是專科生活還是大學生活，學生都要有很好的長期規劃能力及自制能力，否則期末將會是一場災難。所幸，在五專嘗試了五年的錯誤，讓我慢慢發展出一套自我的生存策略，以致我後續唸二技及研究所時，能有較好的生存空間，我的報告、

考試、生活，也不再災難連連。

**應對之策：**

在求學時期，因為時間的混亂，常搞得自己分不清楚事情的輕重緩急，以致沒有學習動力，總是以眼前的玩樂為首要任務，學習當然一敗塗地。

在經歷了五年的錯誤，我發展出一套有效的方式：

- 列出所有未完成的任務並註明完成期限。
- 評估每個學習任務的分量（大報告、小報告、心得報告、例行的日記……），需要多少時間可以完成。
- 把報告及任務分類（你可以用表格，或用十字框的方式，設計「計劃表」）例：

A類：緊急的報告（一週內要交）

B類：大報告，要做很久、長期規劃的報告

C類：非緊急性的，用一個下午或一個小時可以完成的報告

D類：例行公事或行程

- 準備一個可以分成「早、中、晚」的時間表或是用現成的週曆亦可，在行事曆標上固定行程，例如：要上課的時間、D類工作的時間……把剩下的時間，分別再填上寫報告及唸書的時間。
- 要作報告的時候，一定要從最急迫的A類開始。過程中可時時察看C類的截止期限是否到期？如果還有時間，而且現在不想寫，可以不要理它，直到它變A類為止。
- 接著第二個要完成的是B類的工作。做B類工作前最好要有規劃，先評估這個報告需要做哪些事情，列出一張清單，然後從第一項開始慢慢完成，再組合起來。
- 每天確認工作清單有沒有要調整類別的地方，並每天決定你寫報告的項目。（報告不一定要天天寫，書也不一定要天天唸，我的建議是每天二擇一即可。ADHD沒有太多的專注力及體力同時寫報告又唸書，所以擇一再一股作氣，效果比較好。）
- 建議寫報告前服藥，對專注力及思考的聚焦都有很好的幫助。（常常讓自己處在聚焦的思考狀態，自然而然就會成為說話、寫作、思考都聚焦的人。）

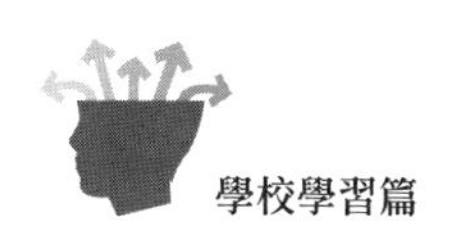


## ※ 計劃表

**A 類：緊急的報告（一週內要交）**

1. 明天考解剖學
2. 特教報告：ADHD

**C 類：非緊急性的，用一個下午或一個小時可以完成的報告**

1. 國文心得
2. 課堂心得

**B 類：大報告，要做很久、長期規劃的報告**

1. 教育學期末報告
   → 找資料
   → 整理重點
   → 列大綱
   → 寫報告

**D 類：例行公事或行程**

1. 買文具
2. 早上 8：00 開會（7 月 9 日）

**說明：** 先做 A，然後做 B，有心情可做 C，D 有時間再做或時間到再去做。

## 遲到

從小學三四年級之後，我上學就從來沒有準時過，幾乎天天遲到；國中時，每天還因為遲到被罰青蛙跳，但，我還是遲到；五專住在學校宿舍，遲到的事總該可以改善了吧？完全沒有！我常常在上課都過了二十分鐘才進教室；研究所終於上課不遲到了，因為我沒有第一堂課；上班的第一年，我依然每天遲到……終於到了第二個工作單位，我才比較能準時上班，即使遲到了，最多也就晚十五分鐘。

遲到，是 ADHD 孩子很容易遇到的一個困境，我認識的 ADHD 幾乎沒有一個不遲到的。唯一一個的罕見例子，是因為這 ADHD 的孩子從小跨區就讀，從小學開始，每天都要坐火車通勤上課，從小就習慣早睡早起，由父母帶著跨區讀書，所以上學從來不遲到。

先說說 ADHD 為什麼會遲到？

ADHD 大都是夜貓子，晚上該睡覺的時候睡不著，明明已經是深夜，腦袋卻還亢奮到關不了機，當然無法入睡，早上又怎麼起得來？

我從小學開始，常常為了想聽故事、想看故事書，熬到半夜兩三點，而且愈大愈

晚睡的理所當然。後來，還因為壓力導致失眠，更難入睡。有一次，已經半夜四點鐘了，我看室友們早已熟睡，只有我徹夜難眠，便拿起了擦擦筆在窗戶上留言，並押上時間，早上室友們起來看見了都大笑。

另外，導致ADHD遲到的原因還包括：早上腦袋沒開機（醫生說是ADHD晚上睡眠品質差導致），有一半時間在發呆中渡過；或是早上起床後動作特別慢，工作記憶運轉不佳，連自己要做哪些例行公事都搞不清楚；匆忙加健忘，也會讓他們裡裡外外來回跑好幾趟（我曾經跑個十趟了，東西還是沒拿齊，家人早已見怪不怪）……ADHD有這麼多困難，難怪上學要遲到。

## 給父母的話

正視孩子本來就會遲到的這件事，所以不要跟孩子生氣，不要把本來就匆忙緊張的早晨時光再火上加油，不然孩子和你不可能會有個愉快的一天。而且，讓孩子帶著挫折的情緒出門，他肯定會不小心多惹一些麻煩回家的，這是一個很糟的惡性循環，所以盡量控制好自己的情緒，陪孩子共同度過每一天都很不容易的早晨時光。

## 應對之策：

- 預防遲到，前一晚可以這麼做：制服考慮穿在身上；隔天要用的物品，例如：悠遊卡、鑰匙、錢包……睡前先整理好，集中放在一個小盒子裡，出門直接全部拿走，就能完全避免忘東忘西了。
- 每天做一些運動，能幫助早點入睡，但千萬不要睡前做運動或讓孩子玩得太興奮，不然只會更難入眠。
- 另外，睡前陪伴孩子說說話，或是陪孩子睡覺，不僅能增進親子關係，也讓孩子能在輕鬆的氣氛下入睡（這一環節可以視孩子的年紀做調整或省略）。
- 可以播放輕鬆活潑的音樂來叫醒孩子；也可以透過擁抱、按摩、搖晃方式，幫助孩子因為本體感覺受到刺激，讓孩子容易醒來。
- 簡化每天早上要做的事，跟孩子討論並設計一個簡單的流程表，陪孩子演練，讓孩子固定這些習慣。
- 將討論好的固定流程，用橫幅的方式寫在孩子容易看到的地方，有了視覺提示，就不擔心孩子一早腦袋沒開機，但同時能清楚自己要做哪些事。過程中

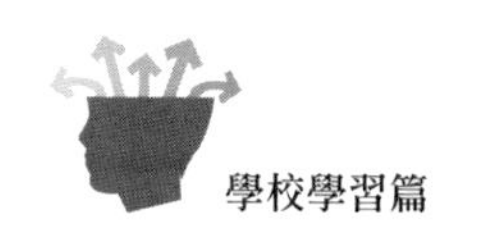


有一個重點，不要一直催促孩子，只是引導孩子看流程表，讓他知道自己要做什麼就好，過度的用聲音催促，只會讓孩子感到有壓力，反而引出更多情緒。

- 早餐盡量簡單，提供易入口的食物，例如：蒸蛋、果汁、稀飯等等流質食物；或是提供高熱量的，例如：吐司、水果、蛋、肉片等等這些食物，切成一口的大小，讓孩子可以很順利、快速的進食。
- 當孩子能夠順利準時上學，請獎勵孩子，可以帶他去慶祝或送小禮物的方式，強化孩子持續準時上學的動機；若是失敗時也不要責備，要以接納的心，幫孩子打氣，鼓勵他繼續加油，讓孩子知道，父母會陪他一起努力。
- 若孩子晚上真的很難入睡，可以跟醫生討論是否能吃助眠藥來改善（助眠藥與安眠藥是兩種不同類的藥物）；或是也可以考慮將「思銳」（除了利他能外 ADHD 的常見用藥）調整到睡前用藥，也會對孩子的睡眠有幫助。以上用藥的建議，皆需經過醫生同意再做調整。
- 讓學校老師確實明白孩子的狀況，減少孩子被責備。

## 無法按計劃執行

有時候，我會事先做計劃，希望今天做哪些事、明天做哪些事……可是每當時間一到，我就又會推翻，不想按計劃做事。我常常有這方面的困擾，總測不到自己的心思，無法預期會有什麼變化，而且我又不想勉強自己做不想做的事，特別當這些事跟別人無關，更容易變動。我認為這也是 ADHD 很經典的特質，就是很隨興，很容易臨時起意、無法接受安排，即使我已經算是自我要求比較高的人，還是經常會這樣。對於自我要求比較低的 ADHD，接受安排或預先做計劃，那幾乎是無法想像的事。

對我們來說，計劃好的事情很無聊，即便很有挑戰性，但因為心情不到位，就會不想執行，所以，有人形容 ADHD 是不可靠的一群人，因為你永遠不知道，現在的他想要做什麼。

我記得《別說我是懶孩子》一書中有一個案例提到，一個成人 ADHD，因為她經常做些不重要的事，重要的事反而都無法進行，最後公司只好將她解僱。從書中的描述，可以看到她時常隨機開啟了一些計劃，又無法持續做下去，公司根本無法掌握她的工作狀態，也無法對她有要求。《我 ADHD，就讀柏克萊》一書作者，也在書中提到自己曾經寫報告，卻因著這樣的性格，不停地換主題，本來想寫每個人物事蹟，結

果變成介紹地方特色；想寫祖母住過這個城鎮，結果改寫成介紹祖母的家族史……隨時改變計劃，每一次都是新的開始，最終一事無成。這就是 ADHD 讓人感到頭痛的地方。

同樣的狀況也發生在我身上，我完全不能設定每天一定要進行哪一個主題，因為我無法預測在當下會想寫什麼，所以經常發生明明已經定好了進度，但寫作時間到了，結果完全跟計劃不同。對此，長時間以來，我終於找到了一套克服這方面困擾的策略了。

**應對之策：**

- 盡量定下來大區塊的工作時間，例如：一個下午只分成兩個工作時段或學習時段。
- 制訂工作大綱。
- 要求自己每個工作時段裡，需要出現的最低工作量底線。
- 允許自己在訂好的工作大綱中隨意的進行某一部分，而不設定一定要完成某些內容。舉例來說，當初我在寫這本書的時候，就是先寫好大綱，然後每一次在隨意挑選大綱中的某一個主題來寫，並不是按大綱的先後順序來書寫，我要求自己一週最少一定要寫三到四篇的文章，假日若有更多時間，就會盡量再多寫一篇……有時在這樣的心態下，我反而一口氣可以完成三篇文章。

- 每一天都訂下固定的學習時間，在這段時間裡，只學一個科目（一天只設定一科），但同樣要設定每天的學習進度（我都要求自己至少要學習一個章節，至於學習哪一章，就看當下的感覺），然後認真地讀。只是，即便是這麼彈性的做法，我也常會有不想學習的時候，所以我一定會保留一些彈性的學習時間，例如：我要求自己每天晚上要學習，但是我對自己的進度期許，一週只會設定四～五天的成效，剩下的二～三天就是為了彌補落後的進度。後來，我發現這種學習計劃的方式很有效，陪我完成了在求學時期許多的大小考試。
- 用藥物真的比較能好好控制這樣不穩定的個性，不會心猿意馬，比較能掌握自己的學習心情及學習習慣，容易按計劃前進。有趣的是，這種隨機起意的性格，竟能讓 ADHD 隨時保有彈性，可以很隨和、很容易的變換計劃，這也讓 ADHD 在固執的這一面向，有了更多的可能性。

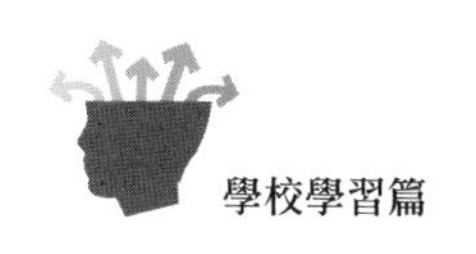



## 寫不完的作業

ADHD在寫作業方面，也有很大的困難，我也不例外。每次寫作業都是一場痛苦的戰爭，經常一點點作業卻寫到三更半夜。

記得小學三年級時，作業經常要寫到十一二點，有時實在完成不了，媽媽就會幫我寫剩下的。早自習、午自修也不例外，我永遠完成不了指定的作業，所以每節下課都被扣留在教室繼續寫，但對進度卻幫助不大。最後媽媽只好跟老師商量讓我先知道早自習要寫什麼，她在家督導我先寫，免得我寫不完。

但所有的作業、早自習連同罰寫……這是多高的作業山啊！怎麼寫還是寫不完。終於我做了很多孩子會做的事，就是少抄回家作業，或是在寫作業時，跳字、跳行（假裝漏字、漏行）。老師最終還是會知道的，很快我就又被安上一條罪名——作業偷工減料！「寫作業」這件事，真是我唸書當時最大的痛苦啊！或許比被霸凌還痛苦，只是霸凌影響了我的心理。

我媽媽也試過一些方法希望改善我寫作業的狀況，她要我一筆一畫都要數出來，如果我停止數數或是聲音太小，馬上就會有東西砸到桌上把我嚇醒。因為那時媽媽還要不停的工作，不可能一直坐在我旁邊盯著我，她唯有透過這種方法才可以確認我有持續在寫作業。當時媽媽也很辛苦，陪著我一起受累呀！

有 ADHD 孩子的家庭，大概都有這樣的痛苦共同點，孩子就是動作慢，沒有父母跟在旁邊，作業根本就無法完成。常常到了深夜，便是親子間高度衝突的時間，家長瘋了，孩子也瘋了。

後來，我觀察總結出幾個 ADHD 孩子寫作業慢的原因，其實都跟 ADHD 本身的性格特性有直接的關係，下面將其分成三種類型說明：

一、東摸西摸型

- 啟動困難：沒法安靜下來，很難「開始」這個動作；一旦開始後，就會進入專注的狀態。
- 不停分心：要去寫作業的過程中，沿途有太多讓孩子分心的刺激，所以無法順利的進到房間寫作業。
- 缺乏動力：單純就是沒興趣、覺得無聊，而不想寫。
- 學習困難：因為預設了學習會遇到困難的立場，或是本身學習能力低落，所

以才用東摸西摸來延宕或逃避學習。

**應對之策：**

- 啟動困難和不停分心型的孩子，最好的方式就是媽媽陪他們坐到書桌前，拿出作業開始專心書寫後，才離開孩子。
- 缺乏動力及學習困難的孩子，則需要使學習有趣化、增加獎勵及解決學習困難為解決方法。

二、無法長時間專注型

- 藉口一堆：可能因為排斥學習或心情煩躁，這類型的孩子經常自己中斷寫作業這件事，一下子要喝水、上廁所、吃餅乾或起身拿東西等等不同的藉口，直至把大人惹怒為止。
- 分心：很容易就從寫作業這件事裡分心，一下玩手邊的玩具，一下畫起畫來了，手邊總忙個不停，無法抵擋誘惑。

• 神遊太虛：專心做白日夢，無法從外太空的世界返回地球，時間白白的就溜過了。

• 專注力短暫：專注時間難以超過五分鐘，容易感覺疲累、不耐煩，常常需要起來走走、晃晃。

**應對之策：**

• 和孩子一起製作檢核表，檢核表上面詳列在寫作業要做的事和準備必要的配備，例如：喝水、上廁所、課本、文具等等，要求孩子在寫作業之前照著檢核表完成所有的需求後，便不再接受他各種開溜的藉口，讓他專注在寫作業這件事情上。

• 容易分心的孩子，則要讓孩子處於完全無誘惑環境或狀態下，例如：房間擺設單純，不要有過多的雜物；或是教導他如何抵擋誘惑的方法，再利用遊戲的方式，可以讓孩子想像所有阻擋他寫功課的事物都是怪獸，訓練他抵擋的能力，透過一次一次的對戰時間縮短（從三十分鐘減少至二十分鐘……），抵擋能力增強，父母要不斷給予讚美，孩子一定能愈來愈專注。

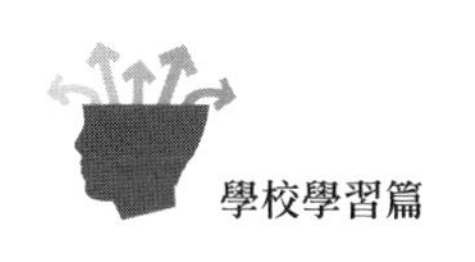



- 至於常常神遊太虛的孩子，建議可以透過計時器定時幫他返回地球，讓孩子試著和計時器比賽，在設定的時間內持續寫作業。另外，藥物對這一型的孩子，通常也有極大的幫助。
- 專注短暫的孩子，可以讓他在寫作業前大量的運動，幫助他消耗過多的好動精力。也可以試著用分段式的寫作業方式，可以從短時間的一次寫三分鐘，然後休息，再繼續三分鐘，再休息……然後漸次地延長時間，通常這樣分段式的練習，對孩子的幫助也非常大。

三、缺乏動力型

如果學習對孩子來說是非常困難的，那麼也容易讓孩子覺得無聊、壓力很大，孩子就會產生拒絕學習的情緒，當然也排斥寫作業。

對每一個人來說，學習若能有趣、方法具體，通常會提升學習興趣，對ADHD的孩子更是。與其一直讓孩子在補習班或家教中奔波，抹殺孩子學習的樂趣及信心，不如為孩子創造一個充滿創意及思考的環境，不但能快速提高孩子的學習興趣，孩子的學習路方能走得更遠、更長久。

**應對之策：**

通常這一類型的孩子，需要的不是更多的訓練策略，而是如何讓孩子去「享受」學習才是最重要的。給孩子學習動機、幫助孩子改善學習技巧，或是讓孩子在學習困難裡得到支持……才能讓孩子即使在沮喪時，也不致厭惡學習。

ADHD及學障的孩子大多是圖像思考、操作型學習的人，愈具體、愈有趣的方式，孩子愈能吸收；藉由簡到繁的引導、類化，孩子在學習方面即能獲得較大的改善。

當然這方面的訓練技巧，父母們可以跟著專業的老師來學習。

還有一點父母要特別注意，孩子可能不一定存在單一特性，有些孩子會同時具備上述其中兩個以上的特性，通常用藥能夠讓狀況獲得很好的控制。唯獨屬於缺乏動力型的孩子，父母要更加重視、更加用心，因為這類型的孩子用藥物是沒有辦法改善的；即便用了藥或是更多策略，都只能「治標不治本」，把問題暫時壓下來後，未來反而可能發展出更多、更複雜難解的問題。

TAKE IT EAS

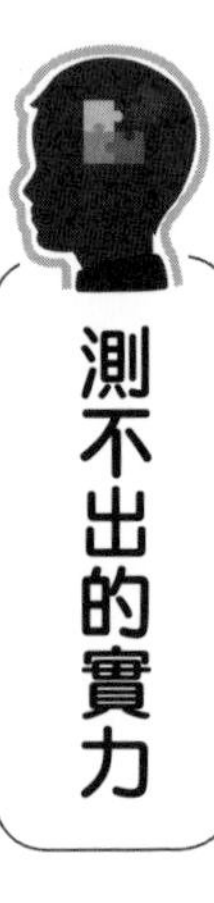

## 測不出的實力

ADHD還有一個很典型的特質就是：成就表現不穩定，忽好忽壞，測不出孩子的實力。到底是哪些原因導致的呢？

### 粗心

自小我的考試成績都是這次考得好，下次成績就會很糟……一直在兩個標端擺盪。考壞的原因多半是因為粗心，導致錯誤連連。有時是因為心情太好，所以粗心；有時是因為太浮躁，所以粗心。

粗心是一個很難控制的問題。我記得國三有一次考生物，我每一題都會，可是最後竟只拿了七十五分，就是因為粗心，當下真的很懊惱。後來，我就給自己訂下高標，只要作錯一題，我就主動接受老師的處罰，用此來警惕自己，考試要再專注一點、小心一點。

曾經有家長跟我抱怨：「看孩子考試就像在抽籤，永遠不能預期結果，分數都像在盪鞦韆，忽高忽低。偏偏若是遇到可能會影響孩子未來發展的重要考試時，唯一能做的，就只有祈禱了，祈禱孩子不要粗心，成績能盪高一點。」這段話完全點出ADHD在遇到測驗時的經典表現。

## 給父母的話

建議父母在這方面最好能調適到「孩子的學習成效大於成績分數」這樣的心態，重視孩子有沒有學會、吸收，千萬不要因為分數不如預期，而指責孩子。尤其，若孩子因為粗心而導致成績低落，請同理孩子也會有挫折感；在此同時，孩子對自己的粗心也會更有感，更是鼓勵孩子練習細心的最好契機。

## 應對之策：

- 學著寬容孩子，但要請孩子自行訂正錯誤，家長從旁協助孩子學習，讓孩子可以理解內容。

• 用藥有助於幫助孩子維持專注，並且減少犯錯的可能，但這是在孩子有經過考試技巧訓練後才能做的事。

• 考試技巧訓練：讓孩子自己觀察哪一種題型最容易犯錯、犯錯原因，以及如何預防犯錯（例如：將關鍵字圈出來、注意否定題題型……）。

## 指令接收錯誤

導致測不出實力的原因，還包括不專注，所以導致指令接收錯誤。

我唸五專時，有一次交了一個報告，老師看了看之後突然問我，這報告是自己寫的嗎？有沒有參考任何資料？我說是我自己寫的，但沒有參考任何資料。老師稱讚我寫得非常好！可是，當成績出來之後，竟然只有七十五分，我非常不能接受，於是我問老師為什麼。老師回答說：「因為我要你們交的報告是有關個人的成長故事及自我反思，可是妳交來的報告，卻跟妳自己的成長故事一點都沒有關係啊！」原來，雖然我的報告寫了很類似的主題，但卻沒有按照老師的要求。為什麼會這樣呢？因為，當老師在說明報告主題時，我的腦袋正飛向外太空，在天馬行空著，我只聽見「原生家庭與個人成長的關係」這幾個字，於是，我洋洋灑灑的寫了一篇關於家的故事，來說明原生家庭和個人成長的關係，完全沒有半點跟自己有關的內容或故事。所以，即便老師回饋說我報告寫得非常好，我仍然拿不到高分。

**應對之策：**

跟 ADHD 交待事情的時候，最好能有簡短的文字說明及樣本，並且看著 ADHD 示範做一次，否則可能會收到一個完全令人意外的結果。尤其，對於 ADHD 的成人，我認為應該要學著為自己負責了，當別人交待事情之後，應該再用自己的話複述給對方聽，讓對方確認你接收的指令是否正確，然後不怕麻煩地試做一個簡單樣本，讓對方檢視無誤了再繼續往下做，才不會忙一場。

## 輸出障礙

ADHD 在表達上很令人困擾，這些孩子經常是有口說不出，所以即便是知道的，但因為輸出上的困難，導致說不精確、寫不清楚，很容易在考試上吃虧。另外，不穩定的輸出系統也很惱人，有時這分鐘明明就會，下一分鐘就又完全不知道了；然後隔天突然又會了，後天又不會了……這樣的不斷反覆，我也實在不瞭解自己為什麼會這樣。

在唸五專的時候，有一次期末考考糟了，媽媽問我考的如何？我回答：「媽媽不能怪我，因為我是一臺 XP 系統的電腦。」（那時 XP 剛出來，整個系統還不是很穩定，有時會瞬間就當機。）

是的，我們是一臺會臨時當機的電腦，檔案沒有消失哦，只是系統無法運作。有些人覺得 ADHD 的這個特質，讓我們顯得很不可靠，但我們又不是永遠都不會，我們只是剛好那個時間點不會而已。

我有一個朋友，她的問題是常常忘記要怎麼說，常常腦子裡想的和說出來的不一樣。有時她想說的是「拿吹風機」，可是脫口而出的卻是「拿電風扇」；她的腦中已經出現吹風機的圖片了，可是她就是說不出來，我經常拿這一點笑她為樂；甚至更誇

張的是，她還會忘記把自己的聲音打開，跟我們說話，嘴巴動了，可是卻沒有聲音。有一次，她去買東西，她動了嘴巴，可是沒有出聲，老闆還以為她是不會說話的人，就跟她比手語，她也只好繼續裝下去……每個 ADHD 會有的狀況很不一樣，不過這樣莫明奇妙的輸出系統就是 ADHD 的特質之一。

**應對之策：**

吃藥也許會增進大腦的穩定性，讓表現比較穩定一點，平均一點。醫生說現在讓我服藥不再是像小時候為了專注，而是讓我的表現不要大起大落，讓自己處在比較穩定表現的狀態。

另外，大腦是愈用愈靈活的一種器官，當我們愈常提取一種訊息，或是經常練習一種能力，大腦的連結迴路也會相對好很多，密集的小範圍練習也有助於改善提取的能力。但對於真的輸出障礙來說，這樣的特質，其實能夠改善的幅度相對來說是比較有限的，只能說就是一種思考特性。

適當學習使用關鍵字來連結思考或表達想法，透過關鍵字再來擴充，對克服輸出障礙也有一定的幫助，這方面可以向學校資源班老師請求訓練。

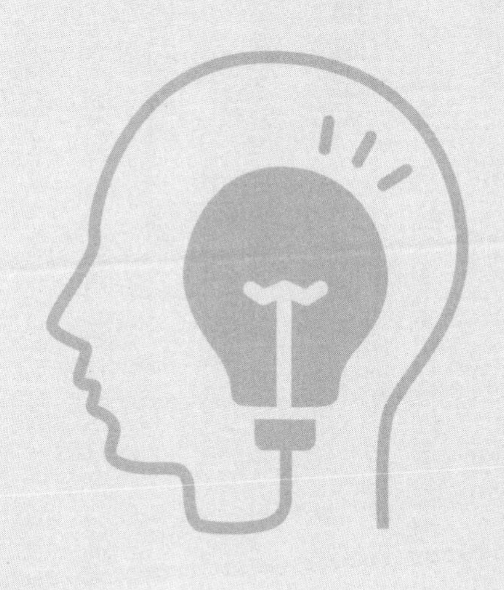

# 第四章 人際情緒議題

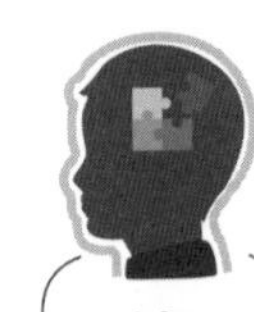

## 沒有危機意識的孩子

從小我就是一個不怕生的孩子，跟誰都可以自然的聊天對談，相處愉快；跟誰都能玩在一起，天不怕地不怕的，從沒想過會有坑矇拐騙這一類的事，但卻也因此讓我的父母時時提心吊膽。

### 不怕陌生人

部分ADHD的孩子，對任何人都沒有防備心，所以，我的父母常會擔心，不知道我何時會被拐跑。活潑、外向、隨和、沒有防禦能力，就是我幼兒時期的最佳寫照。這樣的特質也常會讓父母感到擔心。另外，即使這些孩子在平時不斷地闖禍，讓父母傷透腦筋，但也千萬別忘了要多看看孩子貼心的那一面。

**給父母的話**

ADHD 的孩子雖然比較易怒，但對人的敵視、仇恨，多半是後天環境所造成的。在他長大的過程中，不論是身邊的人或是根本不認識的人，大人也好，小孩亦同，總是不停地在責備他、排斥他，甚至貼他標籤、找他麻煩，每個人都用負面的態度對待他，於是他們慢慢失去對人的信任，變得充滿敵意或具攻擊性。冰凍三尺，非一日之寒，父母如何能讓孩子結凍的生命解凍，就得逆向操作。給孩子充分的愛以及信任是很重要的，當安全感夠了，孩子自然而然能表現出原本天性裡有的樂觀及善良。

**應對之策：**

在過去我做的親職教育工作裡發現，許多已經變調的孩子，因著父母願意放下自己的權威，願意與孩子建立一個信任、平等的關係，用更多的愛及欣賞的眼光來陪伴孩子，使得本來已經充滿憤怒、不平，被診斷為對立性反抗的孩子，重新變成溫馴的小羊，孩子變得更能敞開心房、主動溝通，也更少攻擊父母、反抗權威。如果連這些反應激烈的孩子，都能夠有這樣的改變，那麼你的孩子在你的管教態度變得正面之後，肯定會有更明顯的不同。所以，若是身邊有 ADHD 的孩子，請您給孩子更多的愛與包容，讓孩子在正向引導之下，能變得更好。

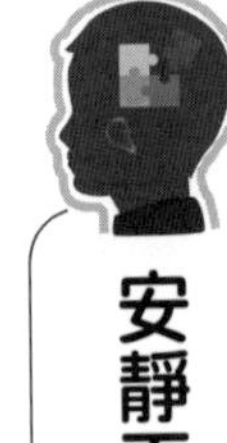

## 安靜不下來的蚱蜢

自小我就非常地好動，要我靜下來真的很困難，連平日跟朋友在一起，我也總是蹦蹦跳跳。我記得在小三的時候，有一次，我陪朋友等她媽媽送便當來，我一邊跳來跳去，一邊開心地和朋友聊天。結果，隔天朋友就跑來跟我說，她媽媽叫她不要跟一隻蚱蜢做朋友……於是，我就失去了一個朋友。

### 如何面對別人的眼光

從小到大，我不知道被貼了多少標籤，「蚱蜢」已是好聽的名字了。有的家長還說過我是個「小黑鬼」，因為我經常看起來衣衫不整、全身髒兮兮的；老師也常在班上點名說我不懂整潔，甚至當著全班的面嘲笑我，還推倒我的桌子；同學更是叫我「垃圾鬼」（髒鬼的意思）。其實我一點都不髒，只是不懂得怎麼弄乾淨、整齊而已。

另外，我每天光是為了作業、早自習無法完成，導致聯絡本每天都是滿滿的紅字，讓父母也是傷透腦筋……總之，在別人的眼光裡，我就是一個會帶來麻煩的孩子。

## 給父母的話

這一路走來，我覺得會讓ADHD的父母最感到不安的，就是他人的眼光。不管是陌生人的抱怨、老師的告狀、同學的嘲笑、親朋好友的鄙視，或有意無意的隔離，都深深傷及我們脆弱的自尊。可是別忘了，孩子是你的，他的狀況只有你最清楚，如果身為父母的你，都不能與孩子站同一陣線，孩子還能依靠誰呢？

儘管社會上有很多的要求以及標準，但對於天生與眾不同的ADHD而言，很多事真的是做不到的，因為我們生來如此。可是我認為，雖然我們與眾不同，但不表示我們比別人次等；我們的父母更不是罪人；當然孩子也不是。而是這個世界太窄了，窄到不能接受任何的不一樣。仔細想想，如果全世界的人都一樣，那世界該會有多無聊。

我很喜歡聖經的二節經文：「人看人是看外表，但耶和華是看內心。」「眾人都以我為怪，但你（耶和華）是我堅固的避難所。」這兩句話，完全表現出上帝對我的想法與眼光，即便我是怪人，但是上帝仍然愛我。

在這裡也給父母們一個挑戰：不管別人怎麼看你和你的孩子，別忘了，你才是最瞭解孩子的人；也是最能體會孩子掙扎與困難的人。你願意常常看孩子內心真實的世界在想什麼，而不是隨著世界任意貼孩子標籤嗎？你願意做孩子的避難所，經常用愛來呵護、守護他嗎？管教孩子絕不能是因為面子掛不住而管教孩子，如果你只是因為別人的眼光而管孩子，那就不要懷疑為何你的孩子會遠離你，並且生氣又悲傷。管教孩子要以對孩子的認識和事情的對錯來處理，隨時以愛的方式來管教提醒，才會起作用。

**應對之策：**

多跟你的孩子在一起，多跟他聊天，多聽聽他行為背後的理由。雖然在大人聽起來，有時會感到不可思議，甚至會覺得是孩子強詞奪理，可是很多時候，確實是因為孩子真的這麼想了，所以用了幼稚的行為來解決問題或嘗試他想嘗試的事。

有一個發生在我身上的事情，就是一個能說明這些行為的典型事件。

在我國一的時候，有一天吃早餐，一不小心瀏海沾到了果醬，眼看上學時間在即，我又不想因此把整個頭都洗了，實在不知道該怎麼辦。思考了一下之後，我決定將沾了果醬的瀏海給剪了。父母發現我的頭髮怪怪的，問我怎麼一回事？我把前因後果如實告知，我的父母當下卻是哭笑不得。他們反問我：「如果是鼻子沾到果醬，妳要怎麼辦？」是的，我沒能想到折衷的辦法，我只是單純的認為，與其洗整顆頭，不如把頭髮剪掉快一點。ADHD的孩子，想法都是很直接、很簡單的，選項通常也很有限，若你用複雜的思維來理解，那肯定會摸不透他們在想什麼。所以，建議你，不如多聽聽孩子說，先理解他的思考脈絡，再慢慢的影響他。否則親子之間的關係，永遠只會是兩條平行線；孩子的行為也只會愈來愈難理解與失控。

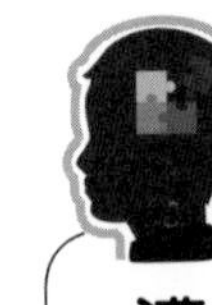

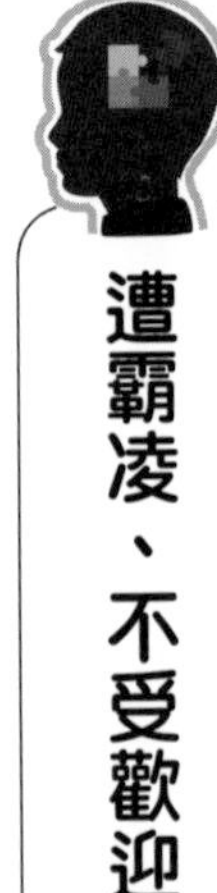

## 遭霸凌、不受歡迎的人物

從小學開始我人際關係就不好，因為功課不好、品性不好、外表邋遢、座位髒亂、又常被留校補作業……自然而然就成為不受歡迎的對象，甚至連老師都受不了我；特別是中年級的老師，經常會對我咆哮，有時還會推翻我的桌子，罰抄課文更是家常便飯。

### 照三餐來的霸凌

上小學時，班上有幾個跟我一樣總是被老師貼標籤的孩子，開始盯上我。下課的時間，他們總喜歡追打我，其中有一半雖是鬧著玩的，但這也著實讓我開始過著下課逃亡的生活。即使如此，我還是非常喜歡下課的時光，因為這些同學雖然總是追著我打，有時也會讓我加入他們的遊戲，例如：鬼抓人、紅綠燈……有時也會一起爬樹、玩泥巴。只是我常搞不清楚，什麼時候會是朋友，什麼時候又會變成敵人。

三年級的時候，有一次又被老師留校，老師說我要留到五點才能放學，但她自己卻先走了，只留下我和其他的男同學。其實，每次被留校我都非常緊張，因為不確定自己能不能比爸爸早回到家，如果被爸爸知道我又被留校，當晚肯定沒好日子過了。

就在我急急忙忙趕著回家的時候，跟我一起留校的幾個同學早就先出教室了（因為我收拾書包的動作比一般同學還要慢），還故意把門鎖上。於是，我想爬窗子出去，沒想到，他們竟守在教室外面並封住窗戶，他們是真的打算要把我困在教室裡。我心裡害怕極了，情急之下，我拚了命地敲打著窗戶的玻璃，大聲喊救命，我已經沒有任何的思考能力。結果窗戶竟被我徒手打破了！同學們見狀，一哄而散，只留下滿手鮮血、害怕哭泣的我。

那天，我從窗戶爬出來，顧不得痛，趕緊把正在流血的手洗乾淨，然後擦乾眼淚，快快地跑步回家。隔天，我將整件事的來龍去脈跟老師解釋說明，但還是因為打破窗戶遭老師責備，而惡作劇的幾個男同學們卻一點事都沒有。

那時我為了和同學打好關係，竟開始想要學其他的人一樣，收買同學；也曾經想要認老大、拜師父來解決我的社交困境。於是，我開始偷家裡的錢，當然被抓了幾次，每次也都慘糟修理。得到的結果，卻是一點幫助也沒有，我還是照樣被同學打著玩，沒有一個老大或師父願意讓我靠，就連勉強稱得上是朋友的一兩個人，也都威脅隨時要跟我斷絕友誼。

升上高年級後，重新編班。我們班壞孩子還真不少，很快地這一群人就結盟在一起了，我看起來仍然是黑黑髒髒很邋遢，自然就成為他們盯上的對象。他們以打我為樂，有一次我實在受不了了，企圖想要反擊，但瘦小的我，反而被對方抓住頭髮，狠狠摔在地上。當時，我後腦著地，只能躺在那裡，聽著對方及其同夥大笑離去。

這一切，班上的其他同學也都看在眼裡，但這不是一件能管的事，誰要是不知趣要跟我做朋友或幫我，就會被全班孤立。於是，1/3 的好同學，選擇保持禮貌性距離；1/3 加入霸凌我的行列；剩下的 1/3 就是那群霸凌者。

霸凌隨著升上六年級而加劇，常常下課時間我都是被幾個同學圍困在走廊，飽受

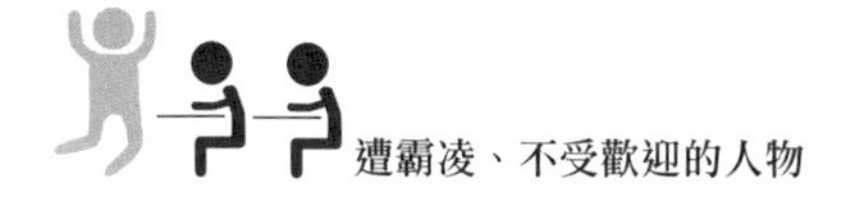


拳打腳踢，外加他們的嘲笑、辱罵、髒話……想當然爾，在這樣的環境下，我的自尊心只會愈來愈低。終於在一次事件之後，我崩潰了。音樂課要考個人獨唱，但我一直有五音不全的問題，於是在考試當天，我一開口唱歌，班上的同學便群起攻之。「這麼難聽，你還敢唱！」「好難聽啊！」音樂老師卻始終沒有制止，任由他們不斷地攻擊我。在眾人的叫囂中，我慢慢地沒了聲音……從此之後，我開始不想上學了，雖然我還是每天都去學校；我的個性也從開朗活潑，轉變成害羞、沉默，覺得自己連開口發聲說話都是沒有資格的事。當然，我也拒絕唱歌，直到我去教會開始唱詩歌，才完全突破了陰影。

＊

上國中後，分發到不同班級，我開始要面對新的一群人的敵意、嘲笑、找碴……我心中真的很恨！我知道我要變得堅強，於是我不再只是讓人欺負，我開始會反擊，為了保護自己而跟同學打架、單挑。但處境仍然沒有好轉。

這樣的狀況，一直到國三才有了改變。我在國三交了第一群朋友，他們願意跟我互動、跟我玩，我們偶而一起蹺課去校園遊蕩，下課也時常混在一起；這群人，功課不是非常好，班導也不怎麼喜歡他們，可是在班上，還是有人緣的，而他們對我也是熱情友善的。雖然他們不完美，但是他們從來不是壞小孩，他們讓我真正嘗到友情的滋味。

霸凌對我來說，是生命過程中的一段經歷，我並不想一直沉浸在這樣痛苦之中，我想擺脫它們。因為這樣被霸凌的經驗，也使我更能體會弱者的痛苦，讓我更能在教育孩子時，怎麼去清楚說明，讓孩子能認識不同的人。孩子其實是張白紙，大人如何教育，他們就會怎麼領會，並能用在行為實踐上。另外，我認為孩子之所以會開始霸凌別人，某種程度上，也反應了他們自身的心境與困難。

霸凌絕不能被容忍，但是身為大人的我們，如何製造友善環境，並幫助孩子面對心理的困難，才是抑止霸凌最好的方法。

**給父母的話**

很多 ADHD 的孩子，或許因為在外型上的邋遢，或是因為奇怪的行為、好動、衝動……經常會被別人嘲笑、被霸凌；或者孩子也可能為了反擊、擺脫被欺凌的困境，而反過來成為霸凌者。我非常推薦一本由心靈工坊出版的《陪孩子面對霸凌》一書，這不只是孩子有霸凌問題的家長要看，也是許多關心孩子的家長可以看的一本書。

**應對之策：**

我們要協助孩子發展出能被社會接納的行為與表現，雖然不容易，但相信只要大人投入智慧與耐心，孩子一定能有所改變的。

- 要創造友善環境。有時候孩子霸凌的開始，很可能源自於大人不友善的對待，例如：老師經常辱罵或處罰某位孩子，這個孩子就可能會成為被霸凌的對象；或是大人經常貼孩子負面標籤，讓孩子長時間處於壓力、煩躁、低自尊的環境裡，也很可能讓孩子成為霸凌者。唯有被愛養大的孩子，才可能知道如何友善待人。

- 制止霸凌。一旦發現霸凌現象，大人們一定要站出來保護被霸凌的孩子，並且告誡霸凌者其行為是不被允許的。霸凌者要為被霸凌者做出補償行動；補償行動應該是積極的，是學習愛人的，是更多體會生命意義的。在補償行動中，大人也應提供霸凌者需要的愛、肯定與關懷。
- 面對被霸凌的孩子，大人一方面要關注孩子自尊心低落的問題，同時，不要急著為孩子出面，可以先和孩子商量對策，或是提供孩子足夠的心理支援、鼓勵孩子面對；不論是鼓勵孩子說出來、鼓勵孩子抵抗，甚至鼓勵孩子以積極的打架來反擊都好……但不要強逼孩子做這些事。在孩子還沒做好心理準備時，強逼孩子面對，只會帶給孩子更深的傷害。若整個狀態嚴重惡化，甚至涉及傷害，仍然可以訴諸校規或警政處理。
- 協助孩子加強自信心，讓孩子認識自身的優點與才能，進而培養自我肯定的能力，增強自信。而對於無能為力的事，家長更要陪著孩子學習自我接納。若是孩子個性過於懦弱，可以安排孩子去學習武術，增加力量、膽識與自信。切記，不能矯枉過正，如果孩子害怕、排斥，也不要勉強孩子，或許孩子需要的只是心理諮商的協助而已。

總之，父母在身邊要多觀察，適時伸出援手，讓孩子感到有依靠、有安全感，才不致造成更大的心理及生理傷害。

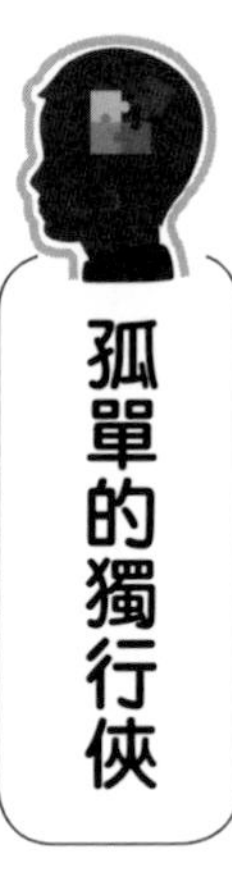

# 孤單的獨行俠

通常孩子在青少年這個階段，最容易感到孤獨。以我來說，在歷經了許多年的霸凌及被孤立，我已經不習慣與人互動了；到了五專，我更是經常用一副很酷的表情，冷眼的看著身邊的人與事。平時我戴著帽子，眼神總是冷漠，不太說話，一副不友善的樣子。但這樣對我而言，可以起很大的保護作用，一方面別人不敢來接近我，我也不用跟別人打交道，就不擔心有被排斥的危險，在班上我就是一名獨行俠。

## 我也想要有朋友

雖然平日我很酷，獨來獨往的，但在籃球場上可是非常熱血。在籃球場上，我就是焦點，我會聽見同學或朋友喊我的名字，我覺得自己在打球的時候真是帥呆了！也因此，我在籃球社結交了許多跟我一樣酷的好朋友。除此之外，我幾乎沒有其他的朋友了。

獨行俠是什麼感覺呢？獨行的時候，雖然免去了與人互動的危險，但我也要承受孤單；我無法和別人分享我的心情，更沒有人可以瞭解我。我曾經想過，我可以不需要別人，可是又不時的會讓我掙扎於，沒有朋友我將會一直生活在憂鬱和挫敗中。

## 給父母的話

許多青少年可能都會跟我有一樣的矛盾，因為長期無法融入同儕，只要進入同儕中就會受傷，於是就把自己武裝起來，拒人於千里之外。自己一個人雖然很安全，但也很辛苦；其實他們也期待有朋友，期待能被瞭解、被接納。面對像刺蝟般的青少年孩子，如此長期累積的苦悶、憂鬱，大人一定要想辦法積極幫助他們。

## 應對之策：

- 多些同理心，體會他沒有朋友的孤單，多花時間跟孩子在一起，培養孩子對你的信賴；甚至，幫助他學習在團體中交朋友，也許可以藉由青少年夏令營來幫助孩子體會這些事，藉由大人的陪伴，重建孩子對人的信任感。

- 青少年的階段，正處孩子與轉大人的心態之間掙扎，希望有人關心又不想被當小孩，所以請多些耐心，當他的朋友，參與他喜歡的事物，分享他的心情和生活。
- 常常讚美孩子，表達對孩子的關心和愛，也許可以透過小紙條或訊息，讓愛留下痕跡。這樣做，不僅可以讓孩子知道有人愛著他，也加強孩子的正面能量及對自我的肯定。
- 讓孩子嘗試主辦家裡的活動，孩子會覺得被尊重、受肯定，從中陪伴孩子一起學習面對以及處理事情的方法，包括生活、人際等各方面，讓孩子成長不感孤單。

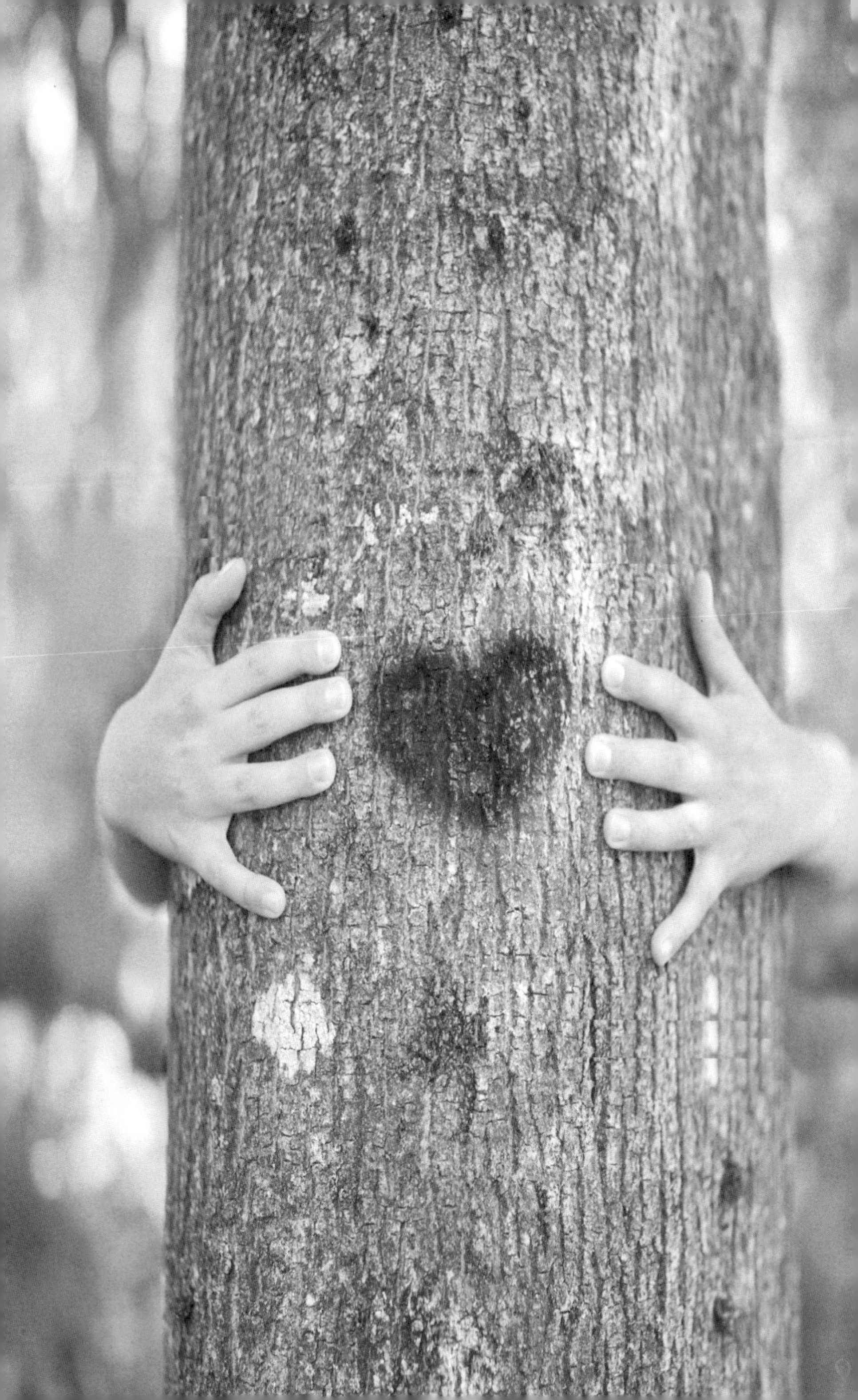

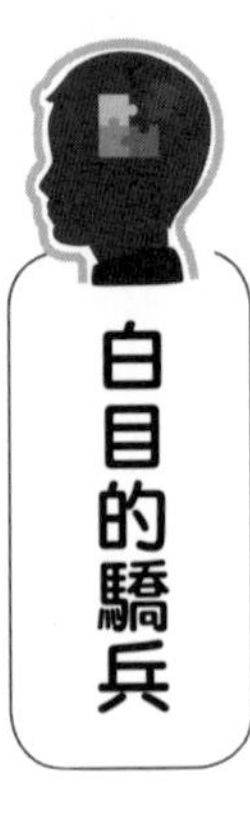

## 自目的驕兵

二技的時候，我的成績一直都非常的優秀，我對寫報告的執著態度和出色的報告結果，都讓老師驚豔，但我因此而自負、白目的上課態度，也讓老師們頭痛不已。

### 不會拐彎的人際關係

我除了很少聽課、常沉溺在自己的思考世界裡之外，還不時用尖銳的方式質問老師問題，或是毫不留顏面的質疑老師的教法；甚至抱怨有哪些課程的老師太差勁或上課沒內容……但我作的報告，常常是班上的最高分。畢業後，我的報告還被拿來當教學範本，這一點也讓我覺得驕傲。所以即使老師們一方面很欣賞我，一方面對我也有微詞，但我從來沒想過要修正我的態度。直至有一回，我因過於直率、驕傲的態度而吃了大虧，才驚覺原來自己有這麼大的問題。

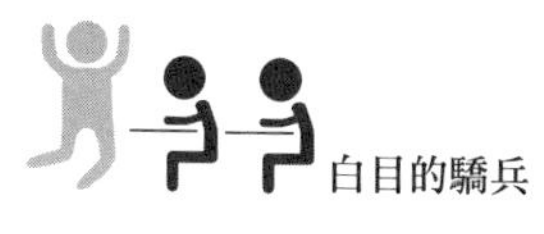



**給父母的話**

對許多 ADHD 的孩子來說，眼睛看到什麼，嘴巴就反應什麼，思考是一條直線，言語也從不修飾，時常一脫口而出，就讓家長瞠目結舌、羞愧不已。其實從好的方面來看，表示這孩子很誠實；但對大多數來說，是孩子不懂禮貌。其實，ADHD 的孩子不是不知道說話要有禮貌，只是在當下總沒能來得及反應，話一出口，才知道後悔。所以，父母在平時可以多提醒孩子，說話前，先三思；至於年紀小一點的 ADHD，則需要大人多開導、說明，幫助他領會。

相信在大人適當的教導以及不斷地學習下，孩子定能逐漸發展出和諧的社會力，衝動性也會隨之減少，成為一個有禮貌的人。

**應對之策：**

可以用角色扮演的方式，幫助孩子學習站在對方的立場來思考事情，想想看，若同樣的事情換作是他，他會有什麼感覺。之後再就事件來討論，多試著向孩子發問，讓孩子思考如何應對，並適時在不恰當的部分給予建議，讓孩子藉由不斷的練習，能設身處地的找到一個最適合的表達方法。同時，也必需要讓孩子了解，一旦因冒失而闖禍，道歉或付出代價都是必需的。

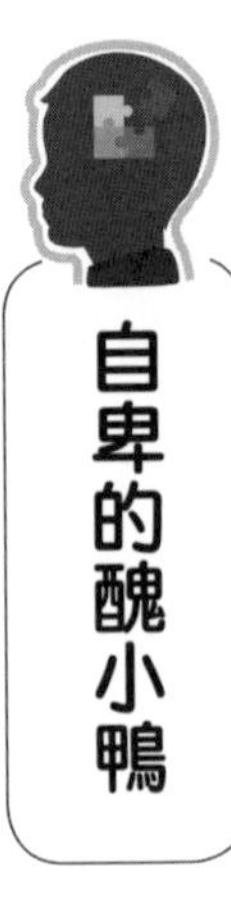

## 自卑的醜小鴨

很長一段時間以來，我內心都感到自卑，覺得自己很差勁！事實上，從小我的父母、老師也都不停的批評我；同學也是，即使我仍有表現出色的時候或拿手的事情。尤其，在確診是ADHD後，我更覺得自己是個一無可取、有缺陷的人，連跟人說話都抬不起頭，更別說正視他人的臉了。

### special V.S. unique

在念五專的時候，有一回我跟赤子心協會的前祕書長一同坐捷運聊天，她問我：「妳覺得自己有什麼優點？」。瞬間我沉默了，我無法回答這個問題；這個問題真的太難了。我的輔導老師曾說我有赤子之心，但有人則說那是太幼稚；說我擅長寫作，可是我又不會分段，也不太會用標點符號；我的報告也總是寫不出來……於是，我一

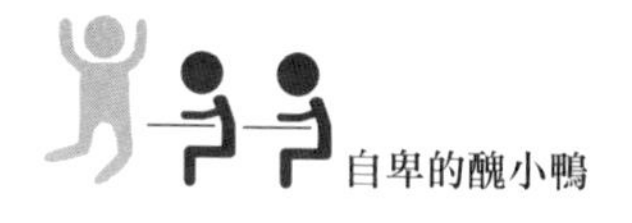


路沉默著！

我的自卑感一直跟著我到了研究所，在那時候，我仍然覺得自己是個次等人。我不像我的同學是正規的從高中、大學一路讀畢業的，有的同學甚至都已經當老師了，而我就只是一個技職學生。我很討厭自己，經常批評自己，我對自己很不滿意，所以，讀五專時，我甚至出現自殘傾向；念二技，則是不停的跟導師抱怨自己；上了研究所，更是自言自語不停地罵自己。

有一天，研究所的教授跟我說了一句話，她告訴我：「妳不是"special child"（不正常的孩子），而是"unique"（獨特）。」乍聽之下，我以嘲弄的態度回應老師。後來，當我靜下心思考的時候，忽然意識到教授說得一點都沒錯，這真是對我最貼切的詮釋了！或許我真得不一樣；也或許老師只是希望藉由這句話鼓勵我，不要總一直以「特殊人士」的身分來對待自己，要以一個「獨特的個體」來看待自己。在這世界上，每個人都是獨一無二的個體，我也是一個可以擁有平等身分活在世上的人，不要總覺得自己是次等人。這也是基督教對人的看法，每個人都是獨特及尊貴的創造，我們都是神眼中的寶貝，沒有誰次於誰。

隨著我更認識基督教的本質，我也更能靜靜的開始觀察，自己有什麼是比別人還優勢的地方。我開始能看見自己身上有許多寶貴的特質，我的剛毅、善良、單純、自我洞察力、照顧孩子的能力，都是遠勝於別人的；我的專業知識再加上我異於他們的生命歷程，反而能擁有更多的同理心，雖然我不像他們一樣是本科系出身，但是和他們比起來，我一點也不遜色！

慢慢的，我對自己的感覺不一樣了，我開始自我肯定，也較能坦然接受別人的讚美，我開始享受自己是一個合格的「人」了。

## 給父母的話

父母的肯定對孩子是非常重要的，它能讓 ADHD 的孩子感受自己是真的好，更能擁有自信與建立自尊。當然，外在環境來的讚美與肯定也很重要，它們能幫助 ADHD 不斷地累積正面的新能量。但要能夠讓孩子自覺性地肯定自我，來自於父母親的力量

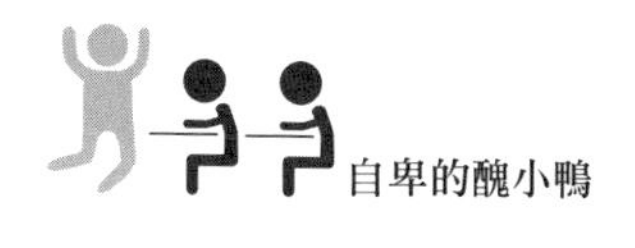


才是最有幫助的。就像我小時候，從父母親那裡得到的都是否定與批評，以至於我後來即使得到來自於外人的肯定或讚美，我都會心生懷疑，完全沒有自信。

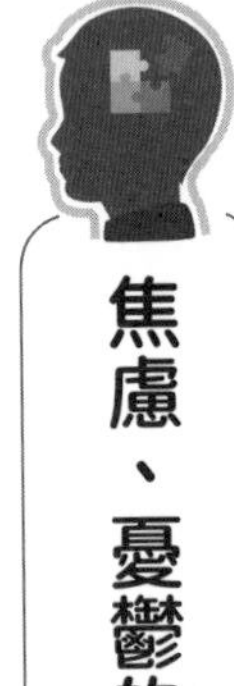
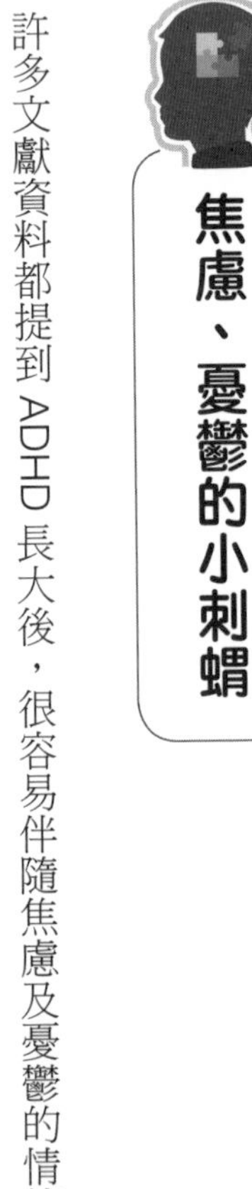

# 焦慮、憂鬱的小刺蝟

許多文獻資料都提到ADHD長大後，很容易伴隨焦慮及憂鬱的情緒問題，甚至會發展至精神官能症的程度。剛好，這兩個情緒都伴我走過青春期的成長歷程，先是焦慮，後來才併發憂鬱情緒，以致我的青春期倍感艱辛。

## 莫名的焦慮襲擊

在我五專二年級時，我極害怕與人互動。尤其，我害怕進老師的辦公室，每次要去辦公室找老師時，心中就會有極大的不安感，總要花很多的時間在辦公室門外走來走去，有時候甚至過了兩個小時，仍無法鼓起勇氣敲那扇門。總是要到自己驚覺已經浪費了那麼多時間，才心中一急，逼迫自己提起勇氣敲門衝進去……我無法解釋為什麼我會這麼恐懼老師的辦公室。

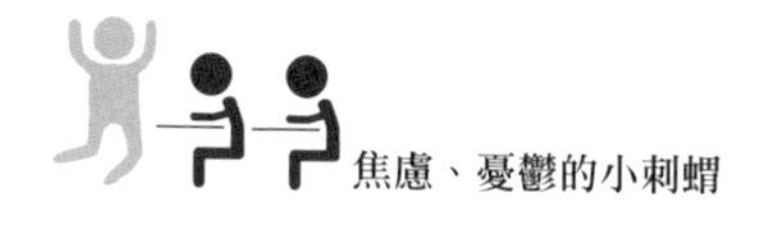



我還害怕「打電話」這件事，一想到要打電話給他人，簡直像是要我的命一樣，整個人就會很害怕、很焦慮；但接電話卻沒有這個問題。我甚至撥不了電話號碼，即使勉強自己，好不容易按了幾個鍵，就會立刻想掛斷，所以，在當時我極少極少主動打電話。打電話的焦慮，一直從我讀五專跟著我出社會之後，還持續地困擾著我。在工作的時候，如果可以不必親自聯繫的，我總是交辦給同事，能避就避。雖然目前這個問題已經暫時消失了，但怎麼好的，我卻說不出個所以然。

焦慮，總讓我惶惶不安，時常要擔心不知道會發生什麼事。有的不知道原因，如前面那兩個典型的例子，但卻嚴重的影響我的生活；有的焦慮則很明確知道原因，例如：讀書、實習、考試、怕犯錯……因為這些事，是完全真實的威脅著我。

以「怕犯錯」這件事來說，由於平時犯錯的記錄太多了，所以怕犯錯的焦慮時時充斥在我的生活裡；甚至我都可以預期我會犯什麼樣的錯了。也或許是因為預期會犯錯，但又怕真犯錯，總是一直在這樣的擔心裡，所以才會焦慮。

焦慮，真是一件讓我感到痛苦的事！唯一帶來的好處，就是偶爾能讓我試著抑制衝動，讓自己在行動前多想一下，預防因衝動誤事，讓自己做出有建設性的事。

我的焦慮從什麼時候開始好轉的呢？從我開始有信仰之後，當我知道世界是在一個更高的掌管者的手中，而祂看顧著一切，包括事情和我。所以即使我搞砸了，我的神可以伸手幫助我，甚至提前提醒我預防，我不用一直擔心犯錯。有了這樣的認知，我開始感到心安，我的焦慮便逐漸可以控制。

**應對之策：**

每當我焦慮感來襲時，我會去逛書店，買筆記本或行事曆。或許，我一直希望可以把心中的焦慮感具體化，藉由「記錄」的動作，將這些混亂思緒寫在本子裡，從而能把這些焦慮的脈絡整理清楚，看清每一個焦慮的來龍去脈，讓自己穩定下來。若是你也有相同的困擾，不妨也試試看。

## 墜入憂鬱的暗黑世界

憂鬱的情緒也跟了我很長的時間。五專一年級，我就時時處於情緒低落的狀態；五專三年級開始惡化，那時間我同時有焦慮的狀況；五年級，我的憂鬱狀態達到最高

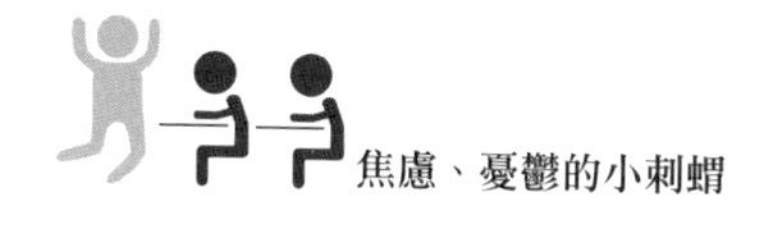


峰，那時候，根本覺得世界都是黑暗的，時時覺得很絕望，好想死了算了。憂鬱嚴重時，我會全身沒有力氣，或是一直想睡覺，但是晚上又嚴重失眠，腦袋就像一臺關不掉的收音機，不斷播放著我過去一個又一個的失敗經驗。

五專五年級，因為心情實在太糟糕了，以致於我什麼事也不想做。我經常蹺課，又怕被大家找到，於是就蹺到操場的角落或圖書館的角落發呆。看著廣大的天空或是整排的書，可以讓我心情稍微好一點。那一陣子，我也配合醫生開的「百憂解」，服藥後，至少讓我不會那麼沮喪、悲觀。

當時，我還寫了一首詩《暗黑世界》，來表達我憂鬱時的感受：

**暗黑世界**

我又進入了灰色地帶，
人生是什麼？天知道！
去他的人生，遊走在道德與生命的邊緣，
不知為了什麼在抗戰？
前面一片霧茫茫，天色愈變愈昏暗，

惡魔又再向我招喚！
紅色、藍色、白色、黑色……
生命到底是什麼顏色？
我偏離了正常的軌道，
以時數百里的速度往黑暗的懸崖衝去，
全力抵擋卻仍剎不住車，
自由落體的感覺與瘋狂結為一體！
黑暗吞噬掉所有的痛苦、恐懼和失望，
燃燒的靈魂，沸騰的血液，
將我帶入永不回頭的墮落之地。

憂鬱，一直是我生命裡不時會出現的惡魔，我經常要花很大的力氣來堅定自己生存的意志。慶幸的是，自從有了信仰之後，雖偶爾仍會受到憂鬱的影響，但大部分的時間已經能夠穩步向前行了。同時，我也時常提醒自己：「我是生命的鬥士，千萬不能輸，一旦輸了，就再也沒有回頭路了。」

**給父母的話**

憂鬱的人最需要的是陪伴，有人陪伴，就會有走下去的力量！對ADHD的孩子們來說，父母的陪伴最能夠發揮作用。所以，請陪在孩子身邊，讓他感受到支持的力量，陪他一起走過低潮吧！

五專時，我的輔導老師扛起了這個責任，她與我保持很緊密的關係，做我的支持者，並透過密集的諮商，陪我渡過一次又一次的危機。後來，教會的弟兄姐妹負起了這個責任，他們陪伴我、關心我，為我禱告，我也為自己禱告……忽然很能體會「分擔的擔子是輕省的」這句話的含義，這也讓我願意成為其他人的陪伴者，特別是和我有同樣經歷的人。

**應對之策：**

憂鬱的人一定要適時地尋求協助，不管是透過醫療、諮商或是他人的陪伴，這些幫助都可以使正低落的你多一點生存的勇氣，繼續學習回應憂鬱帶給生命的挑戰。

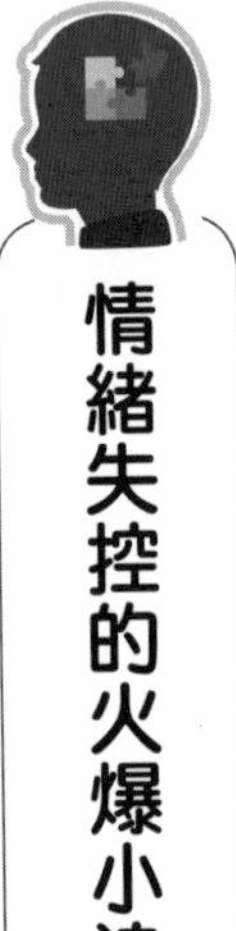

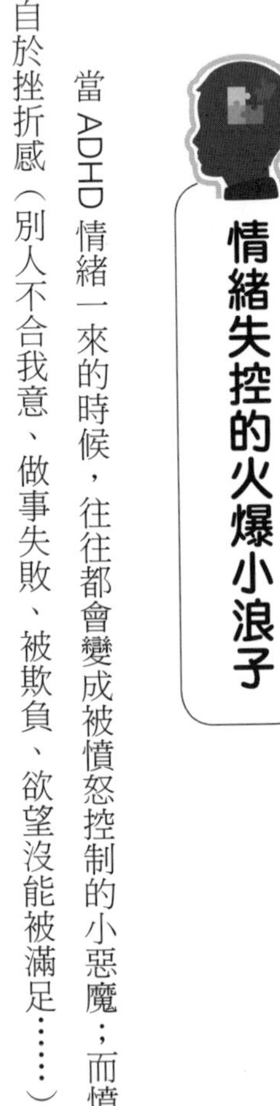

# 情緒失控的火爆小浪子

當ADHD情緒一來的時候，往往都會變成被憤怒控制的小惡魔；而憤怒通常都源自於挫折感（別人不合我意、做事失敗、被欺負、欲望沒能被滿足……）。常常是孩子還來不及意識是怎麼一回事，就被憤怒控制了。

## 惱羞成怒的防衛機制

我的情緒控制向來不太好，從下述幾個例子裡可以明顯看出。

國中時，弟弟總愛來逗弄我，經常氣得我大吼大叫，都要爸爸介入後才會結束鬧劇。明明是弟弟有錯在先，他不來惹我，我根本不會生氣，但下場卻總是我被指責。這都是我因為反應過度激烈的緣故，家人實在搞不懂，為什麼我這麼激動！甚至大一點之後，也常因和弟弟吵架吵不贏，最後氣得直接動手開扁；甚至，有一回在路上吵架，我衝動的想把弟弟推到馬路上去，這些都是氣到失去理智的反應。

另外，學生時期大家一起討論報告，也會為了要堅持己見，又不容「異」見，常常情緒激動得幾乎要跟同學吵起來；也因為這個問題，造成我跟同學間的隔閡。還有一回，因為跟同學起了口角，被怒氣沖昏頭的我，就在實習的病房中對著同學大喊：「我要讓你死……」當場嚇壞了我的實習老師。

除了憤怒的情緒容易失控之外，我對於負面情緒的控制能力也有問題，常常一些變化、一點小挫折，都有可能讓我的情緒大大失控。

有一次，我們在衛生所實習，那次我是小組長。老師要我安排同學分組輪調單位見習，每半小時輪調一個單位。結果，在安排中我不小心將組別撞在一起了，當下挫折感襲來，控制不住情緒的我，就在眾目睽睽之下（那一天有很多人來衛生所看病），失控的用雙手猛打自己的頭，同學嚇得當場把我抓住，才讓我逐漸冷靜下來；我也常在無法達到自我要求時，控制不住的瘋狂幻想要殺了自己……我常常因為這些不能控制的情緒，把自己打的傷痕累累。

## 給父母的話

當家裡的火爆小浪子又情緒失控時，父母該如何幫助孩子呢？

- 教導孩子分辨情緒的種類、情緒來的時候又會有什麼樣的表現（聲音、表情、肢體）；也可以透過繪本裡人物的表情來學習判斷。
- 透過繪本或卡通，讓孩子練習「角色替換」，如果我是這個角色的人物，我在這個事件下我有什麼情緒？某角色人物遇到這樣的事情，他可能有哪些情緒、感受？什麼事件發生，我會有同樣的情緒感受？
- 平日多教導孩子在怒意來時的自處之道，為其制定適合的情緒處理流程，最好每一個步驟都用一個專用詞語來命名，當孩子生氣時，可以快速的用詞語達到提醒效果。例如：深呼吸、冷靜……
- 情緒爆發時的處理流程

(1) 同理：將孩子的情緒說出來（辨視），並按著學過的情緒處理流程走。

(2) 給予空間：安靜的陪在孩子身旁，或給孩子獨處的空間。

(3) 引導：做父母的不宜說太多話，最多只提醒情緒處理流程的專用詞語。

(4) 重覆：待孩子情緒較冷靜時，讓孩子可以做一些簡單的事，或可以重覆操作的事，幫助孩子平復情緒，例如：走樓梯、折紙等等。

(5) 教育：事過境遷，可以針對事情和孩子對話、討論，幫助孩子調整思考事情的角度。

原則上來說，年紀愈大的 ADHD 的孩子，透過對話引導思考遠比直接教導的效益來得好；反之，學齡前的孩子，透過父母直接簡明的教導，則比較有效。

**應對之策：**

想要有效控制情緒，必需先增進對自我情緒的理解過程，才有可能改善。我的方法是：

- 我學習先說出情緒：

  每當我因為失望或挫折而生氣時，就會開始自言自語：「我生氣了，我生氣了……」先把情緒說出來，我就會進入警覺狀態，就不會任意的失控暴走。

- 冷靜：

  我會開始進行大量的體能運動來發洩情緒，或做些簡單重覆性的動作，讓自己的情緒有出口。我也喜歡一個人在安靜的地方獨處，例如：操場看臺、圖書館角落、逃生梯……只要有冷靜角的功能，就能讓我冷靜下來。

- 寫情緒事件日誌：
教會的師母教我寫情緒靈修日誌，透過回顧事件，寫出我的感受及想法、聖經有沒有什麼經文對我有幫助、在思想上有沒有什麼不合理的事，甚至我可以在思想上做什麼調整……其實也就是一種認知上的介入調整，慢慢的，我可以更明白自己情緒失控的原因，因著更多的理解及思想上的調整，逐漸有助於情緒控制。

- 增加思維的觀點及彈性：
情緒容易失控常是因為思維太僵化所致，一心只覺得自己毫無辦法，或是「非」怎樣不可，否則就世界末日了……
要改變這樣的情形，可以採用蘇格拉底式的辨論法：問自己一個問題，若是這件事不這樣發生有什麼嚴重後果嗎？或是這個處境有沒有什麼變通的辦法，或是有另一個可以接受的方案？這個辨論法，或許孩子一開始沒有辦法自己做，但是透過父母的引導示範，孩子漸漸可以獨立完成。

這裡，我要推薦《家有火爆小浪子》（智園出版社）一書，這本書就是在教父母如何透過對話，增加孩子的思維彈性，進而改善孩子的挫折忍受力。

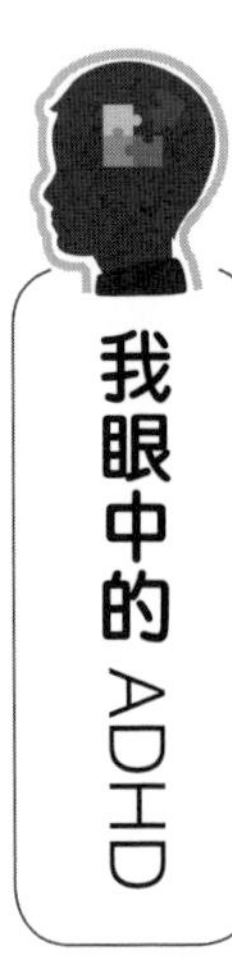

## 我眼中的ADHD

ADHD對我來說，曾經是一件糟到不能再糟的事！但隨著我更認識自己，並幫著自己進行更多的自我調整，從中我也漸漸認識了ADHD的特長與強項，而且還有不少好處，於是，不再自怨自艾。

### 對ADHD多一分的認識，喜歡就會多一分

只要你願意多花一點時間來了解ADHD，你就能看到他們更多的優點：

一、ADHD的孩子充滿活力、幽默感，我們比誰都還知道如何玩樂，永遠都能從無聊的情境中，看見有趣的事，也永遠充滿創意。

二、ADHD總是很孩子氣，雖然有人認為是幼稚，但我卻覺不失童真，這些孩子比別人都單純和善良。所有的父母肯定都有體驗：前一分鐘是個可怕的小惡魔，後一

分鐘又化身可愛的天使，甚至比其他的兄弟姐妹還要貼心呢！

三、ADHD 的孩子很率直，不作做、不世故、性格從不隱藏，也不會設計別人，父母可以很清楚地透視孩子的心，即使孩子的思考方式比較獨特，讓人捉摸不定，但總是坦白、簡單。

四、ADHD 充滿精力、不易疲累，總是有過度的專注力，使他們對許多事物可以保持執著及衝勁。

ADHD 的世界，其實是充滿了美好、有趣、活力、單純的世界；ADHD 的孩子只要學會認識自己，用策略幫助自己，我們的人生並不一定會一團糟。可是，當世界對 ADHD 充滿了否認、挑剔，並無時不放大我們的缺點時，就會把 ADHD 的人生搞得更糟，讓 ADHD 的各種特質更難控制。

那麼社眾大眾到底該如何幫助 ADHD 的人有更好的一片天，讓 ADHD 的孩子可以有更好的發展呢？我建議用「正向」的角度來看待 ADHD，找到他們身上的「亮點」。在哈洛威爾醫師著的《分心也有好成績》一書中也提到了，所有的特質及性格都是「鏡像特質」，也就是特質本身沒有好壞，只有從哪個角度認知這樣的特質，當我們看特質的角度不同時，孩子所呈現的特質也有所不同。

你可以想想孩子身上有多少讓你想抱怨的「缺點」？而這些「缺點」的背後，又擁有哪些的「優點」或另一面的「詮釋」。試著將你觀察到另一面的正向特質傳遞給孩子，讓孩子感受之後，你再觀察孩子看你的神情是否有所不同？對自己的觀感是否有所轉變？

當孩子對自己的特質有了新的認識並接納之後，我們可以再進一步跟孩子討論，這個特質的正向好處及負面影響、分析如何減低或避開負面特質所帶來的壞處；父母也可以藉由發揚正向特質的方式，讓孩子的正向特質可以增強，並重新定義自己。

明白自己擁有哪些「好」特質的孩子，自然會擁有「自尊心」，也自然會有好的「行為」及「健康情緒」；而「我是好孩子」的自我感覺，也會帶動「好」的成功循環，使孩子的負向行為也自然「減少」；同時，高自尊心及高自我認識也會降低孩子的衝動行為。一旦 ADHD 的亮點更加突顯之後，自然而然就能成為一個讓人喜歡的 ADHD。

舉例來說：當一個孩子因為失敗而經常發脾氣時，我們可以除了定義他是個壞脾氣的孩子之外，也可以用正向的角度來下定義，說他是個「高度堅持」、「喜歡有完

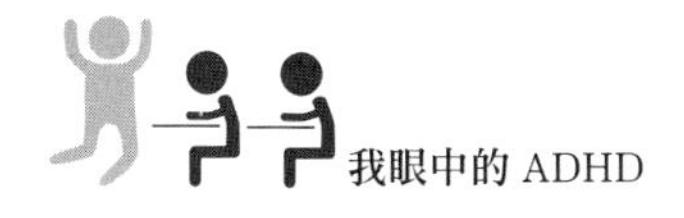


美表現」的孩子。一旦我們肯定孩子對於事情擁有願意堅持到底的心，那麼在平時，我們就可以鼓勵孩子，將這項好特質放在做事情上面，將會是個了不得的特質。然後再一步和孩子對話，有沒有想將這樣的堅持放在哪些方面使用？或是像這樣的高度堅持是否曾在哪些方面為他帶來困擾？若再遇到同樣的狀態時，孩子可以怎麼做等等。上述這些對話一定要在平時孩子處於冷靜的狀態下來進行，而不是在孩子發脾氣或是處於管教的狀態裡來進行對話，才會有效果哦！

經常給孩子正向的回饋，能幫助孩子提升自我認識、了解自身的正向特質；而這些特質又在哪些層面會受到影響。長久累積下來，孩子自然能擁有較佳的自覺性及自我控制能力，也會減少情緒的失控及問題行為的發生。

**延伸閱讀書籍建議：**

1. 看見孩子的亮點：阿德勒鼓勵原則在家庭及學校的運用（張英熙著／張老師文化）
2. 分心也有好成績（愛德華・哈洛威爾著／遠流出版社）
3. 芬蘭式—兒童技能教養法（班・傳爾曼／晨星出版社）
4. 集中力！決定孩子的人生（李明京／國際漢宇出版社）

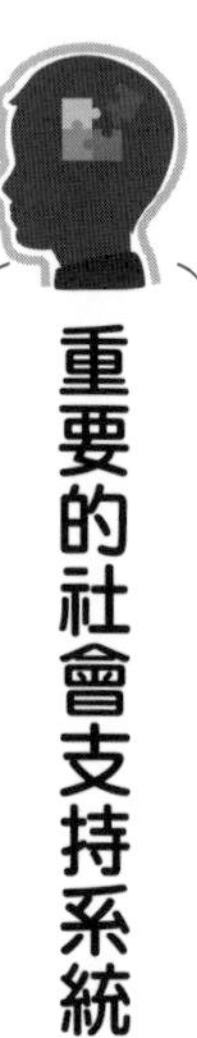

## 重要的社會支持系統

社會的環境支持對於ADHD來說，是很重要的！在我摸索的這一路上，幸有不少的社會支持系統陪我渡過難關，也給了我許多正面影響。

### 學校的諮商中心

當我尚未確診為ADHD之前，我是先被轉介至學校的諮商中心，諮商老師懷疑我有ADHD後，我才就醫的。我的諮商老師給了我許多鼓勵，雖然她不是很瞭解ADHD，但她願意學習、願意陪伴；她試著擔任我的教練，陪我在生活結構中想辦法，陪我經歷一段長時間的挫折情緒，這段諮商關係維持了三年半。後來，我還經歷了其他的諮商關係，每一次的諮商，總能帶給我新的力量及生命的重新整合，也能在當中找尋許多生命的出口。

## 赤子心過動症協會

在我確診為 ADHD 後，我一直在網路上找尋相關資料，我想知道什麼是 ADHD、我可以怎麼克服我的 ADHD。赫然我發現了「赤子心過動症協會」有辦演講活動，我立刻參加。第一場談的是與藥物相關；第二場說的是生涯發展。

在第二場的演講中，我與講者互動，由於我很緊張，所以說話語無倫次。講者將她的雙手搭在我肩上，用溫柔的語氣對我說話，瞬間我被融化了，心也跟著平靜下來。我緩緩道出我確診為 ADHD 之後的心情以及需要求助的地方……當下，她告訴我，只要有任何需要幫助，隨時都可以打電話到赤子心，請工作人員安排諮詢。那一瞬間，我感覺如沐春風，不過才第一次見面，怎麼就能讓人如此倍感親切！於是在當下，我就決定要做協會的志工，雖然不知道可以做什麼，但儘管只能陪伴小孩，也希望能盡一己之力，這就是我與赤子心結緣的開始。

之後，我就經常參與赤子心的活動，只要是我想參與的協會活動、課程，當時的執行長總樂意幫我安排，讓我可以參與，不管是陪伴小朋友讀繪本、家長的讀書會，或是親職教育培訓……甚至，我也擔任志工，幫忙托育、帶營隊，我都希望能藉此增加知能，提升幫助自己克服困難的能力。

我記得，五專五年級的階段是我最憂鬱的時刻，執行長常常為我加油打氣，她待我如同她的孩子一般，常常陪我說話、吃飯，我真得很感動，也很感謝。她常常提醒我，我有多少優點，有好多超棒的特質……這些對我來說，真的很重要！尤其，在確診的前兩三年裡，能有這樣的一位長輩在身邊，我真的很感恩；同時，我也在赤子心找到許多的心理支持，我體會到何謂「愛」，也感覺到自己「被愛」。

赤子心過動症協會：電話（02）2736-1382
地址／和平東路三段 391 巷 20 弄 27 號

## 網路論壇

除了赤子心協會，我也在網路上找到一個論壇，上面有許多的家長在討論著ADHD孩子的問題，我是唯一的ADHD本人。在上面大家彼此的分享、打氣，也讓我得到了很多的鼓勵，很多的疑問也得到了澄清，這些對確認自己「真」是ADHD有很大的幫助。我也就很多自己的思維方式、做過的事及做這些事情背後的理由，跟許多論壇的家長交流，間接的也更能體會做家長的心情。

這樣的網路社團，從中可以得到相互支持的力量，甚至目前有針對ADHD青年或家長成立的實體「ADHD＋1小聚」，這就是從虛擬形成實體支持的社群。

之後，我自己也開了一個部落格，分享我的心情及我所觀察到的其他ADHD孩子相處的事情，臉書也有一些ADHD相關社團，就這樣慢慢地走進了親職教育的領域。

## 宗教信仰

當我開始有了基督教的信仰之後，教會的弟兄姐妹也成了我的支持系統，各樣的教義、經歷都成為我生命的核心信念；透過禱告，我覺得自己也得到了幫助。因著知道有一位愛我的神的存在，我生命的安全感、歸屬感、價值感都逐一建構起來，我對自我的定義，不再是一個「失敗的人」，而是神所愛、所保護的人；我明白了許多生命的課題，都需要透過信仰的力量，才能有解答。

我時常鼓勵家長們，應該尋找自己的支持系統，因著你的孩子也需要支持系統，父母就是孩子最直接、最首要的依靠，你要做孩子們愛及安全的堡壘，所以勢必你本身也需要成為愛的載體，否則你就沒有力量扮演這個角色，而透過信仰、諮商、協會、支持小組的系統，都可以讓你的心中擁有更多的能量。

在過去我帶過一些家長團體，我發現家長們聚在一起，光只是分享孩子本身的狀況，就可以帶給彼此更多的安慰，家長會從懷疑、自責，走向確認、接受，孩子是ADHD並不是孩子或家長本身的錯，有了這個認知後，家長對待孩子的態度也就能不那麼緊繃。接著再透過親職教育及分享教養心得，還可以找到正確對待孩子的觀念及方法，並從中獲得支持力量。

有許多的家長因為孩子的狀況，變得社交封閉，自己的生活也跟著憂鬱。來到了支持小組之後，藉著相同狀況的家庭分享，在心理上也能獲得較多同理心及壓力的釋

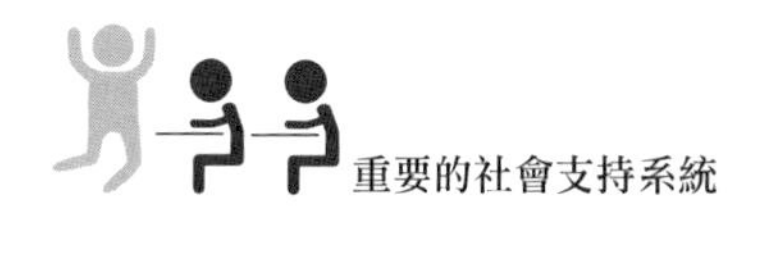



放，同時也滿足了社交需求。所以，在這裡，我藉著自己的經歷要鼓勵所有的ADHD以及ADHD的家長們，一定要為自己的壓力找出口，建立自己專屬的支持系統，身心才會都健康。

結語

# 獨一無二的風動草

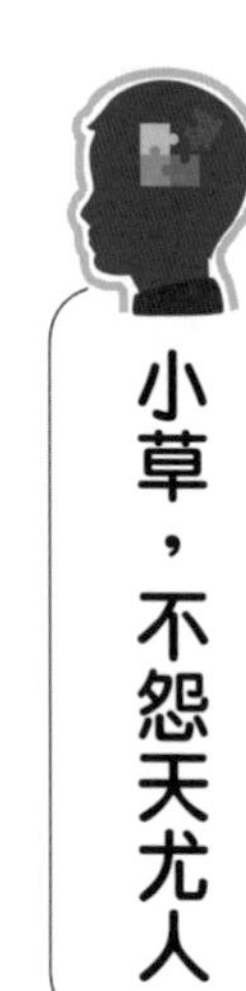

## 小草，不怨天尤人

曾經，我因 ADHD 而感覺生活困頓；曾經，我因 ADHD 而感到人生絕望。所幸，身邊仍有溫暖的雙手即時的給我力量，而且緊緊的抓住我不放！

### 成功教育 ADHD 孩子的關鍵

在我還是孩子的那個年代，ADHD 的資訊以及醫療都不發達，所以父母親即使有心也使不上力，只有更多的無奈。但現在的資訊發達，醫療更是進步神速，只要父母親能夠摒棄成見，配合專家醫師的建議，用對方法，也能夠成功的教育 ADHD 的孩子。

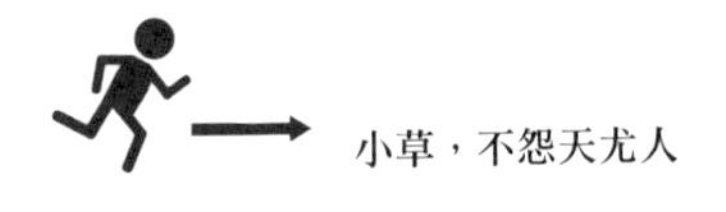


你可以從這幾個方向做起：

一、瞭解

瞭解你的孩子發生了什麼事，耐心地傾聽。

二、信任

信任孩子所說的。當一個孩子沒有被逼迫，沒有恐懼，也沒有人不信任他，那孩子就沒有必要說謊；當你一直都選擇信任孩子，並願意為他分擔困難，孩子會和你一直保持好的交流與互動，你也才有能力影響他。

三、接納

接納孩子的不能，接納孩子又做錯了，接納他有不好的感受及痛苦的感覺，站在孩子身邊支持他，和他一起面對困難。

四、放棄

放棄這世界很多既定的標準及價值觀。人不是唯有讀書高，成績好壞也不能定義一個人，要肯定你的孩子是獨一無二的。用一個挖掘寶藏的態度，來看待孩子，尋找他的長處，好好栽培那個長處，將它發揚光大。

五、多元

學習的方法不只限於課本，學習可以是很多元的；可以是參訪，可以是實驗，也可以是志願服務……知識可以在課本，但更多是在生活、在現實、在電視網路、在許多的課外讀物中……學習的方式比熟讀課本更重要；喜歡學習的態度比擁有好成績更重要！

## 出社會的 ADHD

我出社會的第一份正職工作就在赤子心；這是我最熟悉的地方，也是最包容我的地方。過去在這個地方，我獲得很多的愛及支持，也是促進我專業成長最好的實戰平臺。我在這裡交了許多的朋友，也認識了許多家庭及孩子，我想我的專業或許可以用在這個平臺。

在協會工作的一年半，我從教研專員做到主任，也讓我的視野跟著寬廣。過去的所有經驗，都在這裡整合起來了，同時，也因接觸了更多的個案及家庭，讓我能不斷地磨練專業，也學到了許多事情能以更寬的角度來思考。

不過，也因為當時還年輕，還是有很多經驗是不足的，加上我還是有很多缺點，例如：任性、遲到、不在乎人際關係……但或許是因為我年紀最小的關係，這裡所有的人都包容我，把我當孩子一樣的寵愛。

一年半後，我離職了。有一個可以到國外拓展視野的機會，我希望趁著年輕，能去不同的地方走走、多看看。我加入一個國際服務組織，到了亞洲一個開發中的地區參與當地服務自閉症兒童及家庭的工作。在這裡，我認識了許多自閉症的家庭，並開始自閉症學生的訓練工作。

我很喜歡這樣的生活，我的人生還在繼續進行中，我相信未來還會有許多的變化！我希望直至離世的那一天，我都不後悔曾經來到這個世上，也淋漓盡致地揮灑著，不留任何遺憾。

謝謝你閱讀了本書，閱覽了我 ADHD 的世界，參與了我截至目前為止的 ADHD 人生，希望能夠對你有所助益，即使只是一丁點……

## 風動草

好多種子被撒入土壤中，每個種子都順利的萌芽，成為一棵棵的大樹。可是有一顆種子，始終沒有發芽，只能在殼中不斷的掙扎，不停的吶喊著：「我要生存下去，我想長大！」

時光飛逝，過了數年，好不容易這粒種子冒出了頭，長成了一株小草。看見暖暖的陽光，小草高興的唱著：「世界真奇妙……」起風了，草兒也動了。

日覆一日，草兒仍不斷的隨風起舞。小草望了望四周的大樹，棵棵是屹立不搖、昂首於風中。小草下定決心：「我要加油！相信有一天我能成為一棵大樹。」

可是，小草不明白，小草就是小草，永遠無法成為大樹……只能當一輩子的風動草。

「風動草」是我在一個挫折的心情裡寫下的故事，我看著自己，認為努力可以讓我不一樣。可是我發現，努力並沒有讓我有多不一樣，我還是我，存著希望而努力，可是卻總跨不過本身的困難，問題到底在哪裡？

一直等到我長大了，我終於明白了，如果風動草一直沒能認清自己就是一棵小草，那麼就只會愈來愈絕望；如果風動草不能接納自己永遠都只能隨風飄動的本質，它就會一直怨天尤人。小草要活得好，最重要的，是要知道自己是上帝創造的一種美好，即使是一棵小草，也是眾樹中獨一無二的特別小草；小草有屬於自己的天空、它的世界與其獨特的功能。

我是小草不會變成大樹，大樹也不能長成小草；我可以是最棒的小草，但我不會變成最高壯的大樹。我好像明白了，我長大了，你，明白了嗎？

好學習 056

# 我是特教老師，我是ADHD
## 特教老師秦郁涵無畏標籤，翻轉過動人生路

在成為特教師之後，才發現過去的苦難，竟都成了我的智慧及對別人的祝福！

作　　者　秦郁涵
顧　　問　曾文旭
編輯統籌　陳逸祺
編輯總監　耿文國
主　　編　陳蕙芳
文字編輯　翁芯琍
封面設計　吳若瑄
內文排版　吳若瑄
圖片來源　圖庫網站：shutterstock
法律顧問　北辰著作權事務所

印　　製　世和印製企業有限公司
初　　版　2019年09月
初版八刷　2023年05月
出　　版　凱信企業集團-凱信企業管理顧問有限公司
電　　話　（02）2773-6566
傳　　真　（02）2778-1033
地　　址　106 台北市大安區忠孝東路四段218之4號12樓
信　　箱　kaihsinbooks@gmail.com

定　　價　新台幣320元 / 港幣107元
產品內容　1書

總 經 銷　采舍國際有限公司
地　　址　235 新北市中和區中山路二段366巷10號3樓
電　　話　（02）8245-8786
傳　　真　（02）8245-8718

**國家圖書館出版品預行編目資料**

我是特教老師;我是ADHD：特教老師秦郁涵無畏標籤，翻轉過動人生路 / 秦郁涵著. -- 初版. -- 臺北市：凱信企管顧問, 2019.09
　面；　公分

ISBN 978-986-96930-5-9(平裝)

1.過動兒 2.特殊教育 3.親職教育

415.9894　　108011310

**本書如有缺頁、破損或倒裝，請寄回凱信企管更換。**
106 台北市大安區忠孝東路四段218之4號12樓
編輯部收

**【版權所有　翻印必究】**

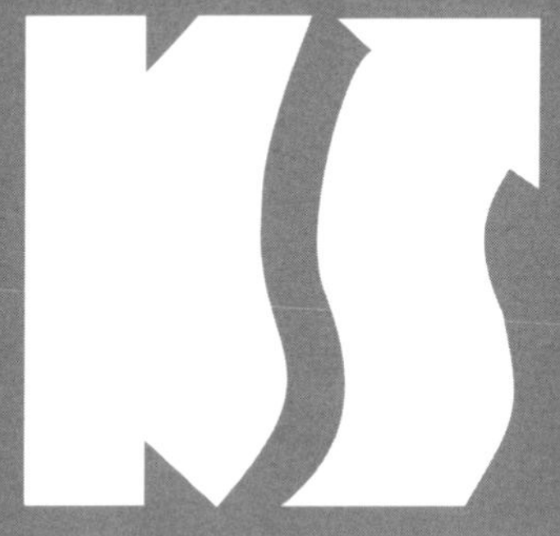

凱信企管

用對的方法充實自己，
讓人生變得更美好！

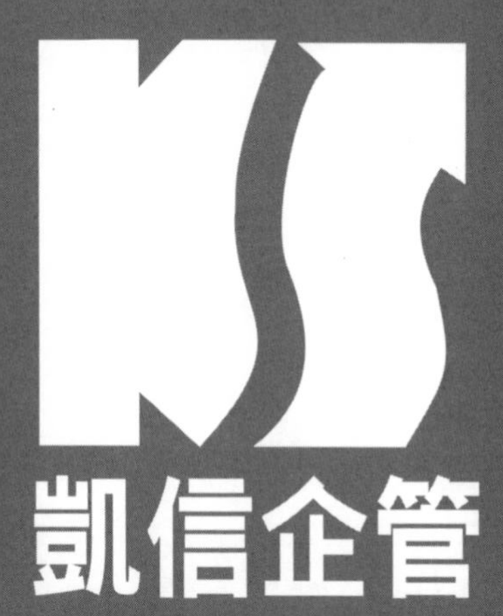


用對的方法充實自己，
讓人生變得更美好！